CTにおける造影シミュレーション

pCOP
の基礎と臨床応用

編著

粟井 和夫 ／ 檜垣　徹

医療科学社

執筆者一覧（順不同）

粟井　和夫
（広島大学大学院医系科学研究科放射線診断学研究室　教授）

檜垣　徹
（広島大学大学院先進理工系科学研究科ビジュアル情報学研究室　准教授）

立神　史稔
（広島大学大学院医系科学研究科放射線診断学研究室　診療准教授）

中村　優子
（広島大学大学院医系科学研究科放射線診断学研究室　准教授）

Kyongtae Ty Bae
（Professor, Department of Radiology, University of Pittsburgh）

舛田　隆則
（土谷総合病院放射線室，現　川崎医療福祉大学医療技術学部診療放射線技術学科　講師）

松本　頼明
（土谷総合病院放射線室，現　広島大学病院画像診断部門）

三井　宏太
（佐賀県医療センター好生館放射線部）

相部　仁
（佐賀県医療センター好生館副館長・放射線科部長）

最所　誉
（福岡山王病院診療技術部放射線室）

坂本　和翔
（福岡山王病院診療技術部放射線室）

― 自　序 ―

　至適な造影プロトコルを用いることは，CT 検査を安全に実施し診断能の高い画像を得るために極めて重要である。CT 検査の造影プロトコルは，これまでにさまざまな臨床研究によって確立されてきた。造影効果は人体の複雑な循環の結果として観測されるため造影プロトコルの妥当性は実臨床で検証する必要があるが，人体の多くの不確定要素からもたらされるゆらぎの影響を除外するためには被験者数を増やす必要があり大掛かりなものとなる。造影プロトコルについて解説した書籍はいくつかあるものの，基礎的な理論を解説したものがほとんどで，新たな研究にはつなげにくい。

　本書の最大の特徴は，我々が開発した造影シミュレーションソフトウェアを付属している点にある。これは簡易的な循環モデルを実装したシミュレーション法ではあるものの，造影プロトコルのみならず患者の体格や CT 装置の管電圧も変更することができるため，様々な条件で造影効果を検証することができる。ソフトウェアは Web ブラウザ上で実行でき，コンピュータだけでなくタブレット端末やスマートフォンなどからも利用することができる。造影プロトコルの検証や教育的な目的による利用など，様々な方面で活用できるだろう。また，同じく付属している patient-specific contrast enhancement optimizer (pCOP) は，期待する造影効果を指定することで自動的に造影プロトコルを決定するソフトウェアであり，これまでの造影剤投与量を主体とした造影プロトコル決定法とは一線を画する。現時点では限られた数のエビデンスしか存在しないものの，より良い造影検査のために本概念が普及することを期待する。

　本書は基礎編と臨床編の 2 つのパートから構成される。基礎編の序章では，造影関連の研究の第一人者である米国ピッツバーグ大学の Kyongtae Ty Bae 教授から寄稿いただいた造影プロトコルの基礎についての解説を収載している。続いて造影シミュレーションソフトウェアや pCOP の原理と使用方法について解説する。臨床編では，主に pCOP の有用性について，それぞれの領域において臨床研究を実施した先生方に執筆をお願いした。従来の造影プロトコルとの比較などが行われており，pCOP の特徴が明らかとなるだろう。

　最後に，本書の執筆にあたってご尽力賜った著者の皆様，出版にご協力戴いた株式会社根本杏林堂，研究にご協力戴いた平和物産株式会社，ならびに刊行をお引受戴いた出版社に心よりお礼申し上げます。また，本書籍に付属するソフトウェアは臨床で使用するための承認は得ていないため，所属施設の認可を得た上で使用者の責任のもとで利用する必要がある点に留意されたい。

2022 年 4 月　編者を代表して

目　次

実 践 編

4章　肝ダイナミック CT の最適な造影

松本　頼明
中村　優子

5章　非侵襲的心血管モニターの有無による造影

坂本　和翔
最所　　誉

基礎編

ヨード造影剤の基礎

Kyongtae Ty Bae 著 / 檜垣　徹 訳

　日本では，年間 3,000 万件以上の CT スキャンが行われており，そのうち造影 CT スキャンは約 4 分の 1 を占めている [1]。CT スキャンを用いて質的診断を行う場合，生体組織の特性を分類することはヨード造影なくしては困難であり，異常と正常を区別することができない場合も多い。ヨード造影剤による組織の識別は，CT 画像の診断能力の向上に貢献している。

　臨床現場では，高品質の CT 画像を得るために，ヨード造影剤の投与方法やスキャン技術を最適化する必要がある。これまでの臨床研究や調査により，様々な最適化スキームが提案され，造影剤投与やスキャンのプロトコルとして実装されている [2~7]。ここでは，造影剤投与プロトコルの最適化を理解するための基礎となるヨード造影剤の知識を紹介する。

1　経静脈投与された造影剤の体内動態

　CT 検査に使用されるヨード造影剤は，イオヘキソールやイオメプロールなどのヨード元素を含む水溶性化合物を主成分としている。ヨード元素の X 線吸収率が高いため，CT 画像のコントラスト分解能が向上する。CT 撮影におけるヨード造影剤は，静脈から血液中に投与され，血流により全身に行き渡り，腎臓から尿として排泄される。**図 1** に示すように，造影剤の分子は毛細血管の壁を透過し，毛細血管と末梢組織の間質腔からなる細胞外液腔に分布する [8]。ヨード造影剤は、細胞内に取り込まれることはほとんどないので，一般的に細胞外液性造影剤と呼ばれる。例外として，血液脳関門のある脳では，ヨード造影剤が毛細血管の壁を透過できず間質には分布しない。また，ヨード造影剤をより大きな粒子として製剤化することで，間質腔に漏れずに血管内にとどめることができる。これは血管内造影剤と呼ばれ，専門性の高い臨床用途に使用されることがある（訳者注：日本では粒子が大きな造影剤は使用されていない）。

　血管内のヨード造影剤は，血流に伴ってダイナミックに移動し，拡散現象により徐々に血液と混合していく。そのため，特に早期相では，造影剤の到着とともに急激に濃度が上

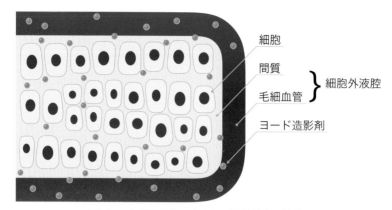

図 1　末梢組織における造影剤の分布

ヨード造影剤は毛細血管の壁を透過し間質腔にも分布するが，細胞内に取り込まれることはない。

昇し，造影剤が流出すると急激に濃度が低下する。組織における造影剤の造影効果の程度は，血流速度と毛細血管から組織への透過性の組み合わせに依存する。血流速度と毛細血管から間質への透過性の要素のバランスは，組織の構成と強く関連している。毛細血管が豊富な組織では，コントラスト増強のパターンは，組織への血流のパターンによく相関する。一方，間質や細胞の割合が多い組織では，血流が支配的な組織に比べて造影効果が相対的に遅くかつ弱くなる。

2　造影剤循環のモデル化と造影シミュレーション

　ヨード造影剤の全身への分布を調べるために，我々は循環モデルを提案した[9]。**図 2** に示す全身血液循環モデルは，血液循環に基づいて，血管と代表的な臓器のつながりを記述したものである。また，標準的な体格における臓器の体積，血管の体積，血流速度などが詳細に定義されている。**図 3** の臓器のコンパートメントモデルは，臓器内でのヨード造影剤の挙動をモデル化したものである。動脈から毛細血管に入ったヨード造影剤は，フィックの法則，すなわちヨード造影剤の濃度勾配に比例した速度で毛細血管および間質を移動する。このモデルは，毛細血管，間質腔，細胞の 3 つの要素で構成されている。ただし，前項で述べたように，ヨード造影剤が細胞に入るための流路はないので，基本的には毛細血管と間質腔からなる 2 コンパートメントモデルとして定義される。例外的に，胆管造影に用いられるヨード造影剤の 1 つであるイオトロクス酸メグルミン（訳注：商品名　ビリスコピン）は，肝細胞の細胞膜を透過して肝細胞内に取り込まれ，胆管側に排出される。

　循環モデルをコンピュータに実装することで，循環のシミュレーションを行うことができる。任意の造影プロトコルや患者の体格を設定することで，条件ごとの各臓器の時間濃度曲線 (Time Density Curve: TDC) を算出することができ，造影プロトコルの検証を行

うことができる。

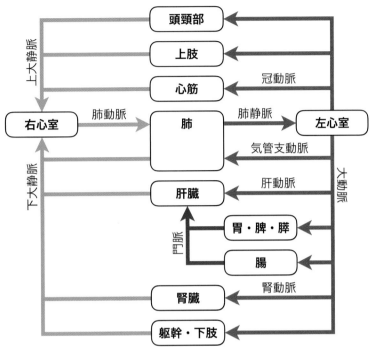

図2　全身の血液循環モデル

　血液循環に基づき，主要な臓器の接続関係がモデル化されている。それぞれの臓器の全体の体積や毛細血管，間質腔の体積および血流速度などが定義されている[9]。

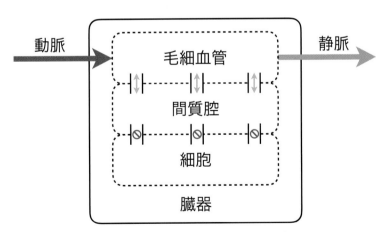

図3　臓器のコンパートメントモデル[9]

　それぞれの臓器は毛細血管，間質腔，細胞の3つのコンパートメントで構成される。しかしヨード造影剤は細胞内には取り込まれないことから，実質2コンパートメントモデルとして扱うことができる。

3　さまざまな因子と造影効果

　造影CT画像の造影効果は，様々な要因の影響を複雑に受ける。高品質な造影CT画像を得るためには，これらの要因の造影効果への寄与を理解することが重要である。ここでは，造影効果に影響を与えることが知られている造影剤，患者，撮影に関する要因について説明し，造影シミュレーションを用いて説明する。

3-1　造影剤に関連する因子

3-1-1　造影剤注入量

　一般的には，造影剤の量が増えると造影効果が高まるが，造影剤の注入時間や注入速度の設定にも左右される。図4a は，造影剤の注入時間を30秒に固定し，造影剤の量を変化させた場合の腹部大動脈のTDCを示している。注入時間が固定されている場合，注入量が多いほど注入速度も高くなる。図4a のTDCのタイミングは，最初の急激な上昇，その後のゆっくりとした上昇，ピーク，その後の急激な下降の各段階を含み，曲線間で一貫している。造影効果は注入量が多いほど大きくなる。図4b は，造影剤注入速度を4 mL/sに固定して，造影剤量を変化させたときの腹部大動脈のTDCを示している。注入速度が固定されているため，造影剤の量が増えると注入時間も長くならざるを得ない。注入時間と注入速度を固定したプロトコルのTDCを比較すると，30 mLの注入（a と b の青い曲線）のうち，30秒の固定注入時間（a の青い曲線）では，4 mL/sの固定注入速度（b の青い曲線）の4分の1である1 mL/sの注入速度となる。このように，同じ造影剤量であれば，注入速度が4 mL/sのbの青い曲線の方が，注入速度が1 mL/sのaの青い曲線に比べて，CTのピーク値は高いがピーク時間が早く，またTDCの凸形状の幅が狭いという結果となる。

3-1-2　造影剤注入速度 (注入時間)

　造影剤の注入量を一定にした場合，CTの動脈の造影効果のピークは造影剤の注入速度に応じて増加する。造影剤の注入量を120 mLに固定して注入速度を変化させた場合の腹部大動脈のTDCを図5a に，肝実質のTDCを図5b に示す。図5a の腹部大動脈のCT値を見ると，注入速度の増加に伴い，CT値のピークが大きく増加していることがわかる。一方，肝実質のTDCは，大動脈と同様にピーク値までの時間が変化するが，大動脈に比べてCT値のピーク値の変化が小さくなっていることがわかる。具体的には，注入速度が2 mL/s以上になると，ピーク値はむしろフラットになる。

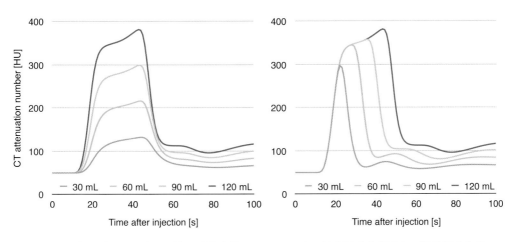

a　注入時間を固定して注入量を変化　　　b　注入速度を固定して注入量を変化

図4　造影剤注入量を変化させた際の腹部大動脈の TDC の変化

　標準的な体格（170 cm / 60 kg）の対象に 30 ～ 120 mL の造影剤を注入し腹部大動脈の TDC を計測した。（**a**）では注入時間を 30 秒に固定，（**b**）では注入速度を 4.0 mL/s に固定して注入量を変化させた。注入速度を固定した場合，注入量が増えると注入時間も長くなる。注入量が 120 mL の場合，TDC は 2 つのプロトコル間で同一となった。

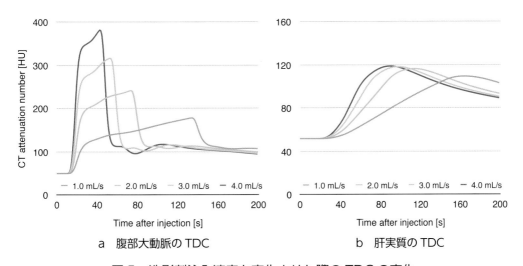

a　腹部大動脈の TDC　　　　　　　　　b　肝実質の TDC

図5　造影剤注入速度を変化させた際の TDC の変化

　標準的な体格（170 cm / 60 kg）の対象に 120 mL の造影剤を 1.0 ～ 4.0 mL/s の速度で注入し TDC を計測した。

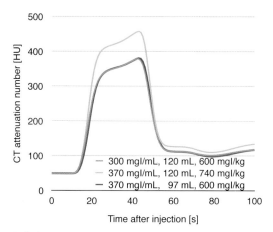

図6　ヨード濃度の異なる造影剤を注入した際の腹部大動脈の TDC

標準的な体格（170 cm / 60 kg）の対象に，濃度 300 mgI/mL の造影剤を 120 mL 注入した場合（600 mgI/kg），濃度 370 mgI/mL の造影剤を 120 mL 注入した場合（740 mgI/kg），および濃度 370 mgI/mL の造影剤を 97 mL 注入した場合（600 mgI/kg）の比較。いずれも 30 秒で注入した。

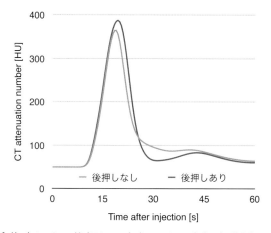

図7　生理食塩水による後押しの有無による上行大動脈の TDC の比較

標準的な体格（170 cm / 60 kg）の対象に 40 mL の造影剤を 5.0 mL/s で注入し，20 mL の生理食塩水による後押しの影響を比較した。

3-1-3　造影剤濃度

造影剤の注入量が決まっている場合，造影剤の濃度が高いほどヨードの含有量が多くなり，より高いコントラストが得られる。**図6** は，300 および 370 mgI/mL の濃度のイオパミドールを注入した後の腹部大動脈の TDC を示している。注入量を同じにした場合，TDC のピーク値は濃度が高いほど高くなっている。一方，体重あたりの投与ヨード量を

同じにする場合，高濃度を使用することで造影剤の注入量を少なくすることができる[2~3]。

3-1-4　生理食塩水後押し

注入後に造影剤が体内を循環せずに注入管や上肢静脈に残ると，造影効果に寄与する造影剤の量が本質的に減少する。特に冠動脈 CTA では，投与される造影剤の量が比較的少ないため，注入管や上肢静脈に残る造影剤の量が全体の量の中で相対的に多くなるという問題がある。造影剤投与後に生理食塩水を流すことで，このような留まった造影剤を体循環に押し出すことができる[5~7]。**図7** は 40 mL の造影剤を 5 mL/s で注入した後の上行大動脈の TDC を，生理食塩水フラッシュの有無で示したものである。生理食塩水によるフラッシュをした方が TDC のピーク値が高いことから，投与された造影剤がより有効に利用されていることがわかる。

3-2　患者に関連する因子

3-2-1　体格

患者の体格は，造影効果に影響を与える最も重要な患者要因の一つである。体格が大きいということは，投与された造影剤のヨード分を希釈する体液の量が多いことを意味するため，全身の造影濃度を一定に保つためには，体格に応じて造影剤のヨードの注入量を調整する必要がある。体格の指標としては，体重[2~3]，体表面積[4, 10~11]，除脂肪体重[12~15]などを用いることができるが，測定が容易な体重を用いるのが一般的である。**図8a** は，

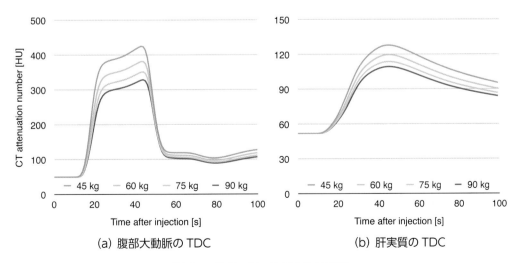

(a) 腹部大動脈の TDC　　　(b) 肝実質の TDC

図8　体格ごとの TDC の変化

造影剤注入量 120 mL，注入速度 4.0 mL/s として，体格による TDC の違いを比較した。

体重の異なる被験者に 120 mL の造影剤を 30 秒かけて注入し，腹部大動脈の TDC をシミュレーションしたものである。体重の増加に伴い，コントラスト増強のピーク値が低下している。また，**図 8b** の肝実質の TDC でも同様の傾向が見られる。

3-2-2　心機能

　心機能の変化は，造影剤の造影効果，特に動脈の造影効果を変化させる[16]。心機能は，投与された造影剤の全身への分布と分散を決定する血流に影響を与える。**図 9** に，心拍出量を変化させてシミュレーションした上行大動脈の TDC を示す。心拍出量が減少すると，上行大動脈への造影剤の供給が遅くなるが，同時に大動脈からの造影剤の流出が遅くなるため，大動脈への造影剤の供給時間が長くなり，蓄積量も多くなる。その結果，大動脈への造影剤の供給が流出を上回ると，上行大動脈の造影効果のピーク値は上昇し，しかし到達とピークまでの時間は遅延する。

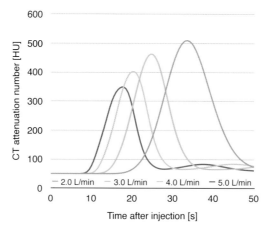

図 9　心機能ごとの TDC の変化
　標準的な体格（170 cm / 60 kg）の対象に 40 mL の造影剤を 5.0 mL/s で注入した場合における上行大動脈の TDC の比較。

3-2-3　その他の患者因子

　臓器への血流が悪くなると，臓器の造影効果が低下する可能性がある。例えば，肝臓では，肝硬変などの肝障害があると造影効果が低下することが報告されている[17~18]。
　投与された造影剤は主に腎臓から排泄される。腎機能が正常であれば，投与後 24 時間で造影剤の約 97％が排泄される。造影剤の排泄は投与後すぐに始まり，時間をかけて継続的に造影効果を低下させていく。一方，腎機能障害があると，造影剤の排泄が阻害され，平衡期後半になっても造影効果が長引くことがある。また透析患者では，体液量が増加するため，透析直前は透析後に比べて造影効果が低下することが報告されている[19]。

3-3-1　管電圧

CT 装置の管電圧は，造影効果の度合いに影響する。管電圧を下げると，X 線のエネルギーが低下する。エネルギーの低い X 線ほどヨード元素の吸収率が高いため，管電圧が低いほどコントラストが高くなる。**図 10** は，異なる管電圧での腹部大動脈の TDC を示している。同じ造影剤注入プロトコルと患者の身体設定のもとでは，管電圧を低くすると造影効果が大きくなる[20〜23]。

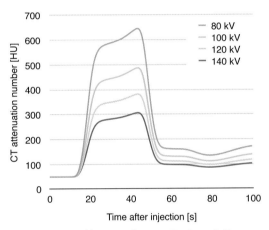

図 10　管電圧ごとの TDC の変化

標準的な体格（170 cm / 60 kg）の対象に 120 mL の造影剤を 4.0 mL/s の速度で注入した際の，管電圧ごとの腹部大動脈の TDC の比較。

3-3-2　撮影タイミング

造影剤の投与後，CT 画像に記録される造影効果は，CT スキャンのタイミングに大きく影響される。しかし，この影響は，TDC のどの時点を CT スキャナでサンプリングするかを表しているに過ぎない。TDC の形状の本質的な変化を意味するものではない。TDC（すなわち，造影効果の固有のパターン）は，造影剤の投与と患者の要因によって決定されるが，スキャンタイミングは TDC の全経過中の特定のサンプリング時点に対応する。

参考文献

1) 厚生労働省，第 5 回 NDB オープンデータ https://www.mhlw.go.jp/stf/seisakunitsuite/bunya/0000177182.html（2021/6/1 アクセス）

2) Heiken JP, Brink JA, McClennan BL, et al. Dynamic incremental CT: effect of volume and concentration of contrast material and patient weight on hepatic enhancement. Radiology. 1995 May;195(2):353-7. doi: 10.1148/radiology.195.2.7724752.

3) Yamashita Y, Komohara Y, Takahashi M, et al. Abdominal helical CT: evaluation of optimal doses of intravenous contrast material--a prospective randomized study. Radiology. 2000 Sep;216(3):718-23. doi: 10.1148/radiology.216.3.r00se26718.

4) Bae KT, Seeck BA, Hildebolt CF, et al. Contrast enhancement in cardiovascular MDCT: effect of body weight, height, body surface area, body mass index, and obesity. AJR Am J Roentgenol. 2008 Mar;190(3):777-84. doi: 10.2214/AJR.07.2765.

5) Irie T, Kajitani M, Yamaguchi M, et al. Contrast-enhanced CT with saline flush technique using two automated injectors: how much contrast medium does it save? J Comput Assist Tomogr. 2002 Mar-Apr;26(2):287-91. doi: 10.1097/00004728-200203000-00022.

6) Tatsugami F, Matsuki M, Inada Y, et al. Usefulness of saline pushing in reduction of contrast material dose in abdominal CT: evaluation of time-density curve for the aorta, portal vein and liver. Br J Radiol. 2007 Apr;80(952):231-4. doi: 10.1259/bjr/60407135. Epub 2006 Oct 12.

7) Tatsugami F, Matsuki M, Kani H, et al. Effect of saline pushing after contrast material injection in abdominal multidetector computed tomography with the use of different iodine concentrations. Acta Radiol. 2006 Mar;47(2):192-7. doi: 10.1080/02841850500479636.

8) Bae KT, Heiken JP, Brink JA. Aortic and hepatic peak enhancement at CT: effect of contrast medium injection rate--pharmacokinetic analysis and experimental porcine model. Radiology. 1998 Feb;206(2):455-64. doi: 10.1148/radiology.206.2.9457200.

9) Bae KT, Heiken JP, Brink JA. Aortic and hepatic contrast medium enhancement at CT. Part I. Prediction with a computer model. Radiology. 1998 Jun;207(3):647-55. doi: 10.1148/radiology.207.3.9609886.

10) Onishi H, Murakami T, Kim T, et al. Abdominal multi-detector row CT: effectiveness of determining contrast medium dose on basis of body surface area. Eur J Radiol. 2011;80(3):643-647. doi:10.1016/j.ejrad.2010.08.037

11) Yanaga Y, Awai K, Nakaura T, et al. Contrast material injection protocol with the dose adjusted to the body surface area for MDCT aortography. AJR Am J Roentgenol. 2010;194(4):903-908. doi:10.2214/AJR.09.3460

12) Ho LM, Nelson RC, Delong DM. Determining contrast medium dose and rate on basis of lean body weight: does this strategy improve patient-to-patient uniformity of hepatic enhancement during multi-detector row CT?. Radiology. 2007;243(2):431-437. doi:10.1148/radiol.2432060390

13) Kondo H, Kanematsu M, Goshima S, et al. Aortic and hepatic enhancement at multidetector CT: evaluation of optimal iodine dose determined by lean body weight. Eur J Radiol. 2011;80(3):e273-e277. doi:10.1016/j.ejrad.2010.12.009

14) Awai K, Kanematsu M, Kim T, et al. The Optimal Body Size Index with Which to Determine Iodine Dose for Hepatic Dynamic CT: A Prospective Multicenter Study. Radiology. 2016;278(3):773-781. doi:10.1148/radiol.2015142941

15) Yanaga Y, Awai K, Nakaura T, et al. Effect of contrast injection protocols with dose adjusted to the estimated lean patient body weight on aortic enhancement at CT angiography. AJR Am J Roentgenol. 2009;192(4):1071-1078. doi:10.2214/AJR.08.1407

16) Bae KT, Heiken JP, Brink JA. Aortic and hepatic contrast medium enhancement at CT. Part II. Effect of reduced cardiac output in a porcine model. Radiology. 1998 Jun;207(3): 657-62. doi: 10.1148/radiology.207.3.9609887.

17) Vignaux O, Gouya H, AuGUI J, et al. Hepatofugal portal flow in advanced liver cirrhosis with spontaneous portosystemic shunts: effects on parenchymal hepatic enhancement at dual-phase helical CT. Abdom Imaging. 2002 Sep-Oct;27(5):536-40. doi: 10.1007/s00261-001-0095-7.

18) Vignaux O, Legmann P, Coste J, et al. Cirrhotic liver enhancement on dual-phase helical CT: comparison with noncirrhotic livers in 146 patients. AJR Am J Roentgenol. 1999 Nov;173(5):1193-7. doi: 10.2214/ajr.173.5.10541087.

19) Masuda T, Funama Y, Nakaura T, et al. CT Angiography of Suspected Peripheral Artery Disease: Comparison of Contrast Enhancement in the Lower Extremities of Patients Undergoing and Those Not Undergoing Hemodialysis. AJR Am J Roentgenol. 2017 May;208(5):1127-1133. doi: 10.2214/AJR.16.16810. Epub 2017 Feb 8.

20) Nakayama Y, Awai K, Funama Y, et al. Abdominal CT with low tube voltage: preliminary observations about radiation dose, contrast enhancement, image quality, and noise. Radiology. 2005;237(3):945-951. doi:10.1148/radiol.2373041655

21) Huda W, Scalzetti EM, Levin G. Technique factors and image quality as functions of patient weight at abdominal CT. Radiology. 2000;217(2):430-435. doi:10.1148/radiology.217.2.r00nv35430

23) McCollough CH, Leng S, Yu L, et al. Dual- and Multi-Energy CT: Principles, Technical Approaches, and Clinical Applications. Radiology. 2015;276(3):637-653. doi:10.1148/radiol.2015142631

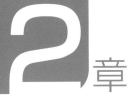

基礎編

2章 pCOP

(patient-specific contrast enhancement optimizer)

檜垣 徹（広島大学大学院 先進理工系科学研究科 ビジュアル情報学研究室）

1 pCOP 開発の背景

　1章でも述べたように，造影効果は患者体格など様々な要素の影響を受けることから，患者ごとに造影剤投与量を最適化する必要がある。造影効果に影響を与える因子のうち，比較的影響の大きな「患者体重」が造影剤投与量決定因子として臨床で標準的に用いられている。しかし Matsumoto らの報告[1] では，冠動脈造影 CT において，患者体重 1 kg あたりのヨード投与量が 245 mg とした場合の上行大動脈の CT 値は，**図1** に示すように患者間で最大 300 Hounsfield unit（HU）以上もばらつく結果となった。

　患者体重に応じた造影剤投与量としているにも関わらず造影効果が標準化できていない原因として，身長等のその他の体格因子[2~8] や心拍出量[9~10] の影響が無視できないことが考えられる。しかし，特に心拍出量は日常臨床で計測することは容易ではない。また，仮にこれらの情報が全て与えられたとしても，それらをもとに投与する造影剤量を一意に決定するのは容易ではない。

　これらの問題を解決するため，我々は造影シミュレーションを応用した造影剤投与量最適化ソフトウェアである pCOP: **p**atient-specific **c**ontrast enhancement **op**timizer を開発した。1章でも述べた造影シミュレーションソフトウェアは，様々な患者指標と造影プロトコルを入力することで，任意の患者・任意の造影プロトコル・任意の臓器の時間濃度曲線（time density curve: TDC）が得られることから，造影プロトコルの検証に役立てることができる。造影シミュレーションは造影プロトコルの結果を得ることができる一方で，目標とする造影効果を得るための造影プロトコルを逆算するためには，探索的に造影シミュレーションを繰り返す必要がある。pCOP は，患者指標と目標とする造影効果を指定することで，最適な造影剤投与量を自動的に算出することができる。

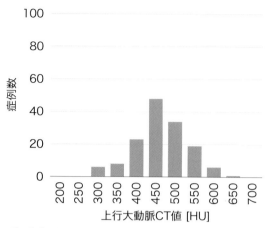

図1　冠動脈造影CTにおける患者ごとの上行大動脈のCT値

450 HU の階級が最頻値となるが，裾野は広く分布している。症例数：145，ヨード投与量：245 mg/kg，CT値の平均：436.1 HU，CT値の標準偏差：68.7 HU。

2　造影シミュレーションの改良

　我々はBaeらの循環モデルをもとにし，さらに循環モデルに拡散モデルを組み込むことで，造影剤の体内分布をシミュレーションする手法を開発した[11~13]。Baeらの提案した血液循環モデルは欧米人の体格を基準としていたため，日本人のデータと整合が取れるように実験的に調整を行った。入力された患者体格等の情報に基づき患者固有の血液循環モデルを自動生成し，循環シミュレーションを行えるようにした。また，Baeらの循環モデルに拡散モデルを取り入れたことで造影剤がコンパートメント内で拡散する速度を制御することが可能となり，造影剤の粘稠度や拡散速度も考慮したシミュレーションを行うことができる。

　図2に，造影シミュレーションソフトウェアの graphical user interface（GUI）を示す。設定項目として，造影プロトコル，患者体格および管電圧を入力する。造影プロトコルは**図2a**に示すように，造影剤種類や注入量，注入速度，および生理食塩水による後押しなどの条件を入力する。造影剤の種類を選択することで，ヨード濃度や粘稠度，浸透圧などが内部的に決定される。患者の体格として身長，体重および心拍出量の値を入力する。身長と体重から体表面積（body surface area: BSA）を算出し，造影シミュレーションの体格指標として利用する。心拍出量の値は相対値（％）と絶対値（L/min）での入力が可能で，相対値を入力した場合にははじめにその体格における標準的な心拍出量を推定し，その値に相対値を乗じた数値を心拍出量として利用する。CT装置の管電圧の情報は，シミュレーションで得た組織ごとのヨード密度（mgI/mL）からCT値（HU）に変換するために用いる。管電圧の値を入力した場合には，プリセットテーブルから管電圧に対する造影効果の

係数（HU/{mgI/mL}）が参照される。しかし管電圧が同じであっても装置ごとにX線のエネルギーは異なり，造影効果の係数も一定ではないことから，係数を直接入力することもできる。

　造影シミュレーションによって得られた結果を図3に示す。図3aに示すように，経時的なCT値の変化を表すTDCを臓器ごとに算出し，ボタンの切り替えによって任意の臓器のTDCのみを表示することができる。また図3bに示すように，それぞれの臓器のTDCに基づいた全身のCT画像を模したシネ画像を表示することができる。スライダー

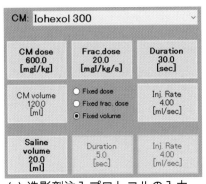

(a) 造影剤注入プロトコルの入力

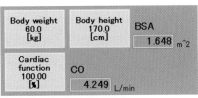

(b) 患者条件の入力

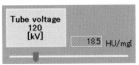

(c) 管電圧の入力

図2　造影シミュレーションの入力GUI

　造影プロトコルとして造影剤の種類，注入量，注入速度，および生理食塩水の後押しを設定する。患者因子には体重，身長，心機能を，撮影因子にはCT装置の管電圧の値を入力する。

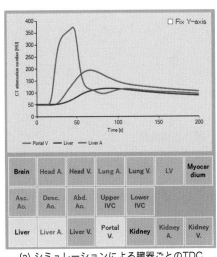

(a) シミュレーションによる臓器ごとのTDC

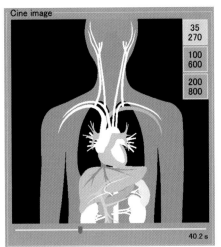

(b) シミュレーションによるシネ画像

図3　造影シミュレーションの結果

　シミュレーション結果として，ボタンで選択した任意の臓器のTDCを表示することができる。CT画像を模したシネ表示では，TDCの値に基づき任意の時刻の画像や動画を表示することができる。

バーを移動させることで任意のタイミングの画像を表示でき，ダイナミック撮影における動脈優位相のような画像を視覚的に確認することができる。

3　pCOP の原理

　pCOP は，造影シミュレーションを繰り返すことによって，指定する造影効果が得られるであろう造影プロトコルを探索する。ここで指定する造影効果とは，**図 4** に示すように，標的とする臓器の TDC に着目した際に，目標 CT 値を上回る時間が指定した持続時間となるような TDC を意味する。すなわち，①標的とする臓器，②目標 CT 値，③持続時間，

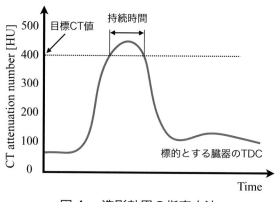

図 4　造影効果の指定方法

　造影効果を指定するために，①標的とする臓器，②目標 CT 値，③持続時間，の 3 つの要素が必要となる。

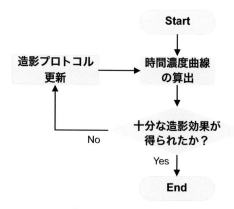

図 5　造影プロトコル最適化のアルゴリズム

　pCOP は投与する造影剤量を増減させながら造影シミュレーションを行い，目標 CT 値の持続時間が指定どおりとなる造影剤量を探索する。

の3つの要素によって，指定する造影効果は決定される。

　指定した造影効果を入力すると，**図5**のアルゴリズムに基づき，pCOPは造影シミュレーションを反復的に実行しながら，最適な造影剤の投与量を探索する。造影シミュレーションを実行するため，使用する造影剤の種類や患者の体格，心機能の情報などを予め入力する。この最適化によって，個々の患者に対して，指定した造影効果が得られる最小量の必要造影剤量を算出することができる。

　図6に，標準的な体格（170 cm / 60 kg）の患者について，標的とする臓器：上行大動脈，目標CT値：350 HU，持続時間：4秒とした際の，pCOPによる最適化の過程を示す。造影剤はイオパミドールを使用し，造影剤の投与時間は10秒，患者の心拍出量は4.2 L/min，CT装置の管電圧は120 kVとした。投与する造影剤量の初期値は66.7 mLであったが，その場合の目標CT値の持続時間は約10秒であり，投与量が過剰であることがわかる。**図5**のアルゴリズムに基づき，pCOPは徐々に造影剤を減量し，最終的に目標CT値の持続時間が4秒となる47.1 mLに収束する。この例では，初期値の目標CT値持続時間が指定値よりも大きかったが，仮に小さかった場合には，投与する造影剤量を増加させて次のシミュレーションが実行される。このように初期の造影剤投与量の多寡によらず，最終的に最適な投与量を算出する。また，反復的な処理を伴うことから，pCOPは約10秒程度の処理時間を要する。

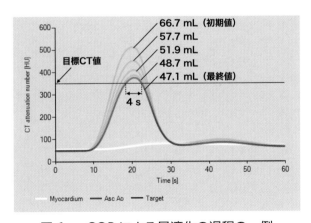

図6　pCOPによる最適化の過程の一例

　目標CT値：350 HU，持続時間：4秒の設定で最適化を行った。初期値の造影剤投与量では目標CT値の持続時間は4秒よりも大幅に長いが，最適化が進むにつれて造影剤投与量は減量され，目標値に収束する。

4　pCOP の応用

　現在，pCOP を用いた造影剤投与量最適化に関する検討を複数の領域で実施しており，後半の実践編にて紹介する。実践編第 1 章では頭部，第 2 章では冠動脈，第 3 章では胸腹部の，それぞれ造影 CT アンジオグラフィ検査に対する pCOP の有用性を検討する。第 4 章では肝ダイナミック CT に対する pCOP の有用性を検討する。第 5 章では，pCOP の設定に必要となる心拍出量の値について，非侵襲的心血管モニターを用いて実測した値と簡易的な計算によって推定した値のいずれかを用いた場合に，pCOP の精度にどのような影響を与えるかを検証する。

　現時点では，pCOP は主に動脈系の造影効果を最適化するために有用であることが確認されており [1, 14, 15]，実質臓器の造影効果に対する有用性は確認されていない [14]。これは実質臓器の造影効果が，循環のみならず臓器の機能や病態など様々な影響を受けているためであると考えられる。このことから，pCOP は動脈系の造影効果の最適化に用いるのが妥当である。

参考文献

1) Matsumoto Y, Higaki T, Masuda T, et al. Minimizing individual variations in arterial enhancement on coronary CT angiographs using "contrast enhancement optimizer": a prospective randomized single-center study. Eur Radiol. 2019;29 (6):2998-3005.

2) Bae KT, Seeck BA, Hildebolt CF, et al. Contrast enhancement in cardiovascular MDCT: effect of body weight, height, body surface area, body mass index, and obesity. AJR Am J Roentgenol. 2008;190(3):777-784.

3) Onishi H, Murakami T, Kim T, et al. Abdominal multi-detector row CT: effectiveness of determining contrast medium dose on basis of body surface area. Eur J Radiol. 2011;80(3):643-647.

4) Yanaga Y, Awai K, Nakaura T, et al. Contrast material injection protocol with the dose adjusted to the body surface area for MDCT aortography. AJR Am J Roentgenol. 2010;194(4):903-908.

5) Ho LM, Nelson RC, Delong DM. Determining contrast medium dose and rate on basis of lean body weight: does this strategy improve patient-to-patient uniformity of hepatic enhancement during multi-detector row CT?. Radiology. 2007;243 (2):431-437.

6) Kondo H, Kanematsu M, Goshima S, et al. Aortic and hepatic enhancement at multidetector CT: evaluation of optimal iodine dose determined by lean body weight. Eur J Radiol. 2011;80(3):e273-e277.

7) Awai K, Kanematsu M, Kim T, et al. The Optimal Body Size Index with Which to Determine Iodine Dose for Hepatic Dynamic CT: A Prospective Multicenter Study. Radiology. 2016;278(3):773-781.

8) Yanaga Y, Awai K, Nakaura T, et al. Effect of contrast injection protocols with dose adjusted to the estimated lean patient body weight on aortic enhancement at CT angiography. AJR Am J Roentgenol. 2009;192(4):1071-1078.

9) Bae KT, Heiken JP, Brink JA. Aortic and hepatic contrast medium enhancement at CT. Part II. Effect of reduced cardiac output in a porcine model. Radiology. 1998;207(3):657-662.

10) Jana M, Gamanagatti SR, Kumar A. Case series: CT scan in cardiac arrest and imminent cardiogenic shock. Indian J Radiol Imaging. 2010;20(2):150-153.

11) Higaki T, Nakaura T, Kidoh M, Yuki H, Yamashita Y, Nakamura Y, Tatsugami F, Baba Y, Iida M, Awai K. Effect of contrast material injection duration on arterial enhancement at CT in patients with various cardiac indices: Analysis using computer simulation. PLoS One. 2018 Feb 23;13(2):e0191347. doi: 10.1371/journal.pone.0191347. eCollection 2018.

12) Higaki T, Nakamura Y, Tatsugami F, Fukumoto W, Awai K. Computer Simulation of the Effects of Contrast Protocols on Aortic Signal Intensity on Magnetic Resonance Angiograms. Curr Med Imaging. 2021;17(3):396-403. doi: 10.2174/1573405616999200730180533.

13) 檜垣徹，小鷹狩賢司，西丸英治，他．CT ファントムにおける新たな潮流．日本放射線技術学会雑誌．2021;77(5):524-530. doi: 10.6009/jjrt.2021_JSRT_77.5.524

14) Matsumoto Y, Higaki T, Arataki K, et al. Individual Optimization of Contrast Media Injection Protocol at Hepatic Dynamic Computed Tomography Using Patient-Specific Contrast Enhancement Optimizer. J Comput Assist Tomogr. 2020;44(2):230-235.

15) Masuda T, Higaki T, Nakaura T, et al. Usefulness of the patient-specific contrast enhancement optimizer simulation software during the whole-body computed tomography angiography. Heart Vessels . 2022 Jan 13. doi: 10.1007/s00380-022-02024-z. Online ahead of print.

3章 ソフトウェアの使用方法

檜垣　徹（広島大学大学院　先進理工系科学研究科 ビジュアル情報学研究室）

　本書籍で紹介した造影シミュレーションソフトウェアおよび pCOP は，PC やタブレットの Web ブラウザで実行可能な簡易版を書籍購入者限定で公開している。事前のユーザ登録が必要であるが，ほぼすべての機能を利用することができる。ただし pCOP は医療機器プログラムとしての認可は受けておらず臨床で使用することはできない。それぞれの所属機関の倫理委員会の承認を得た上で，研究者自身の責任のもとで研究のために利用することを想定している。本ソフトウェアの使用によって生じた事故や障害ついては，著者らは一切の責任を負わないものとする。

　造影シミュレーションソフトウェアおよび pCOP の利用は，専用の Web サイト（http://pcop.jp）にてユーザ登録が必要となる。ユーザ登録の申込後，数日内にユーザ名とパスワードが登録したメールアドレスに返送される。ユーザ名とパスワードを入力すると，本章で解説する設定画面に進むことができる。

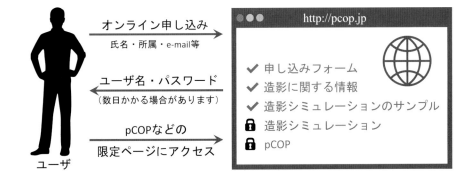

1　造影シミュレーションの設定方法

　ユーザ登録後，http://pcop.jp にアクセスし，画面表示に従い造影シミュレーションの
ページに進めば，造影シミュレーションの設定入力画面が表示される。**図表 1-1～1-4** の
解説にしたがって必要な項目を入力する。入力後，画面下部の Execute ボタンを押すこと
でシミュレーションが実行される。

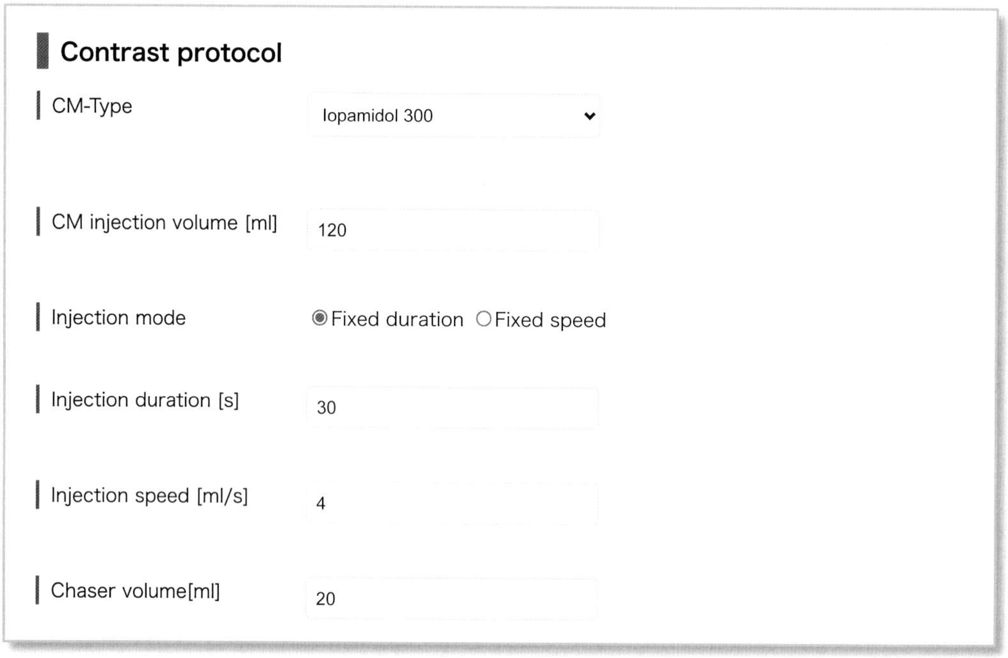

図 1-1　造影シミュレーションの設定 1・造影プロトコル

表 1-1　造影プロトコルの設定項目

入力項目	内　　容
CM–Type	造影剤の種類を選択する。造影剤の濃度や粘稠度，浸透圧などが内部的に決定される。
CM injection volume [ml]	造影剤の注入量を指定する。
Injection mode	造影剤を注入する際，造影剤注入時間または注入速度を固定とする。造影剤注入時間を固定した場合，Injection duration [s] の項目のみが参照され，Injection speed [ml/s] は注入量と注入時間から自動的に算出される。Injection speed に入力した値は無視される。造影剤注入速度を固定した場合，Injection speed [ml/s] の項目のみが参照され，Injection duration [s] は注入量と注入時間から自動的に算出される。Injection duration に入力した値は無視される。
Injection duration [s]	造影剤を注入する時間を指定する。Injection mode が Fixed duration の場合に参照される。
Injection speed [ml/s]	造影剤を注入する速度を指定する。Injection mode が Fixed speed の場合に参照される。
Chaser volume [ml]	造影剤注入後に注入する生理食塩水の量を指定する。0 を入力すると生理食塩水による後押しは行わない。生理食塩水は造影剤と同じ速度で注入される。

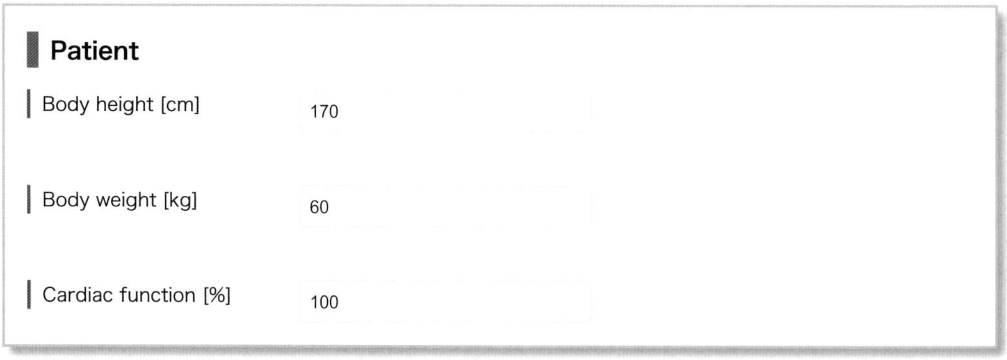

Patient

Body height [cm]　　170

Body weight [kg]　　60

Cardiac function [%]　　100

図 1-2　造影シミュレーションの設定2・患者情報

Scanner

Tube voltage [kV]　　120

図 1-3　造影シミュレーションの設定3・CT スキャナ情報

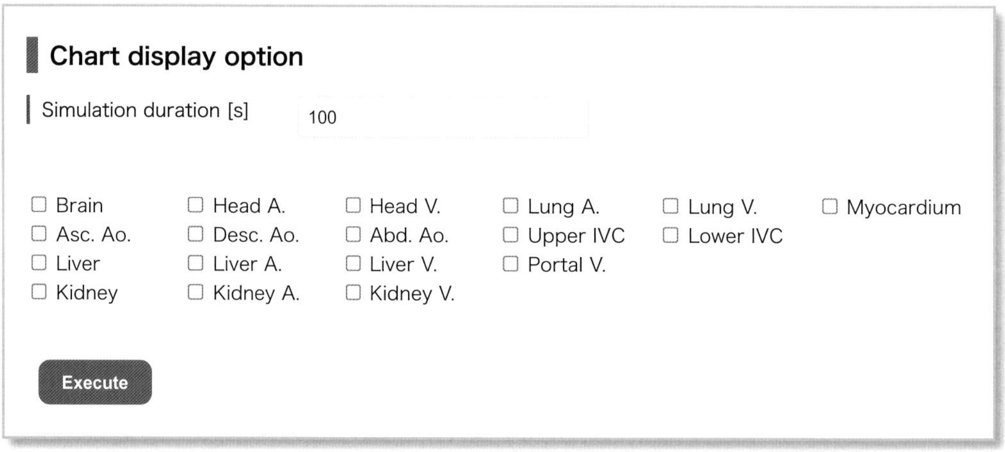

Chart display option

Simulation duration [s]　　100

☐ Brain	☐ Head A.	☐ Head V.	☐ Lung A.	☐ Lung V.	☐ Myocardium
☐ Asc. Ao.	☐ Desc. Ao.	☐ Abd. Ao.	☐ Upper IVC	☐ Lower IVC	
☐ Liver	☐ Liver A.	☐ Liver V.	☐ Portal V.		
☐ Kidney	☐ Kidney A.	☐ Kidney V.			

Execute

図 1-4　造影シミュレーションの設定4・TDC の表示設定と実行ボタン

表 1-2　患者情報の設定項目

入力項目	内　容
Body height [cm]	患者の身長を入力する。患者固有の循環モデルの生成に用いられる。
Body weight [kg]	患者の体重を入力する。患者固有の循環モデルの生成に用いられる。
Cardiac function [%]	正常を 100% とし，患者の心機能を相対的な数値として入力する。標準的な体格［170 cm / 60 kg］の場合，心機能 100% は 4.25 l/min の心拍出量に相当する。患者固有の循環モデルの生成に用いられる。

表 1-3　CT スキャナ情報の設定項目

入力項目	内　容
Tube voltage [kV]	CT 装置の X 線管電圧を指定する。造影剤の単位濃度あたりの造影効果を決定するために用いる。1 kV 刻みで入力が可能であり，単純な補間によって造影効果を算出する。GE ヘルスケア社製 64 列 CT Light Speed VCT を基準に調整されている。

表 1-4　TDC の表示設定と実行ボタン

入力項目	内　容
Simulation duration [s]	TDC のグラフの時間軸の長さを指定する。シミュレーションもこの時間まで実行されるため，大きな値を指定した場合には処理時間が長くなる。
臓器のチェックボックス	TDC をグラフとして表示したい臓器を選択する。A. は動脈，V. は静脈を意味する。
Execute ボタン	入力内容をもとにシミュレーションを実行する。結果を表示するための新しいウィンドウが開く。Simulation durtion が 100 秒の場合には数秒程度の処理時間を要し，長くなるほどより多くの処理時間を要する。

2　造影シミュレーションの結果確認

　造影シミュレーションを実行すると新たに Web ブラウザのウィンドウが開き，数秒の処理時間の後に実行結果が表示される。視覚的に結果画像を確認するため，**図 2-1** に示すように，シミュレーションの結果に基づいて CT 画像を模して生成したシネ動画が表示される。また，シミュレーションで得られた TDC のうち，入力画面で選択したものが**図 2-2** のように表示される。**図 2-3** および**表 2-1**～**2-3** は，設定画面で入力した造影プロトコルや患者情報などを表示している。

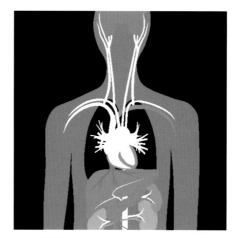

図 2-1　造影シミュレーションの結果シネ画像

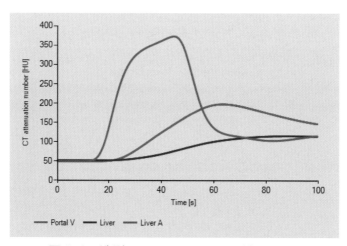

図 2-2　造影シミュレーションの結果 TDC

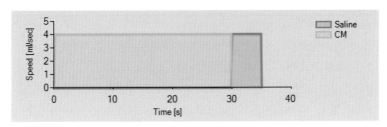

図2-3　造影剤注入チャート

表2-1　入力した造影プロトコル

Iopamidol 300		
Volume [ml]	Speed [ml/s]	Duration [s]
120	4	30

表2-2　入力した患者設定

Patient		
Body height [cm]	Body weight [kg]	Cardiac function (%)
170	60	100

表2-3　入力したスキャナ設定

Scanner
Tube voltage [kV]
120

3　pCOP の設定方法

　ユーザ登録後，http://pcop.jp にアクセスし，画面表示に従い pCOP のページに進めば pCOP の設定入力画面が表示される。**図表 3-1 ～ 3-4** の解説にしたがって必要な項目を入力する。設定項目の入力にあたっては，事前に「2.3 pCOP の原理（16 ページ）」を一読されたい。入力後，画面下部の Execute ボタンを押すことで pCOP が実行される。

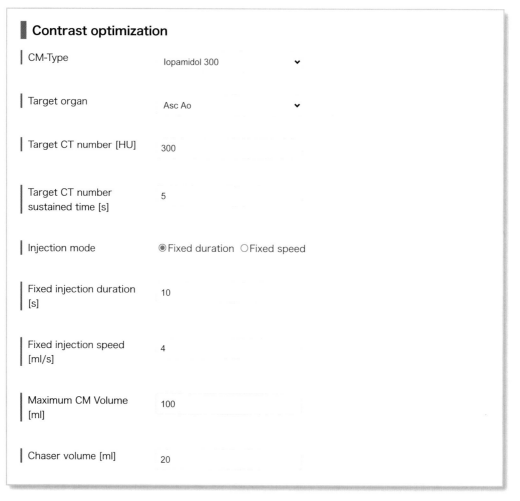

図 3-1　pCOP の設定 1・造影プロトコルと目標造影効果の設定

表 3-1：造影プロトコルと目標造影効果の設定項目

入力項目	内　　容
CM-Type	造影剤の種類を選択する。造影剤の濃度や粘稠度，浸透圧などが内部的に決定される。
Target organ	pCOP で造影効果を最適化する対象臓器を指定する。
Target CT number [HU]	目標とする CT 値を指定する。
Target CT number sustained time [s]	目標とする CT 値の持続時間を指定する。
Injection mode	最適な造影剤投与量を探索する際に，造影剤注入時間または注入速度のいずれを固定するかを指定する。多くの場合，造影剤注入時間固定が推奨される。 造影剤注入時間を固定した場合，Injection duration [s] の項目のみが参照され，Injection speed [ml/s] は注入量と注入時間から自動的に算出される。Injection speed に入力した値は無視される。 造影剤注入速度を固定した場合，Injection speed [ml/s] の項目のみが参照され，Injection duration [s] は注入量と注入時間から自動的に算出される。Injection duration に入力した値は無視される。
Fixed injection duration [s]	造影剤を注入する時間を指定する。Injection mode が Fixed duration の場合に参照される。
Fixed injection speed [ml/s]	造影剤を注入する速度を指定する。Injection mode が Fixed speed の場合に参照される。
Maximum CM volume [ml]	最適化で探索する造影剤投与量の上限［使用するシリンジ製剤の容量など］を指定する。
Chaser volume [ml]	造影剤注入後に注入する生理食塩水の量を指定する。0 を入力すると生理食塩水による後押しは行わない。生理食塩水は造影剤と同じ速度で注入される。

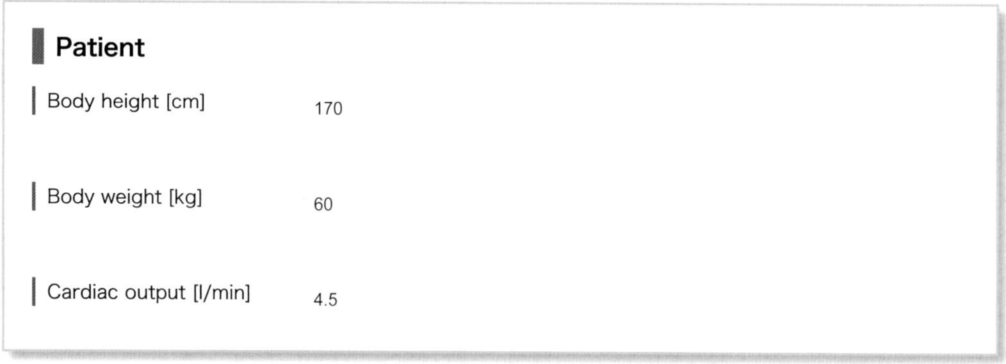

Patient

Body height [cm]	170
Body weight [kg]	60
Cardiac output [l/min]	4.5

図 3-2　pCOP の設定 2・患者情報

Scanner

| Tube voltage [kV] | 120 |

図 3-3　pCOP の設定 3・CT スキャナ情報

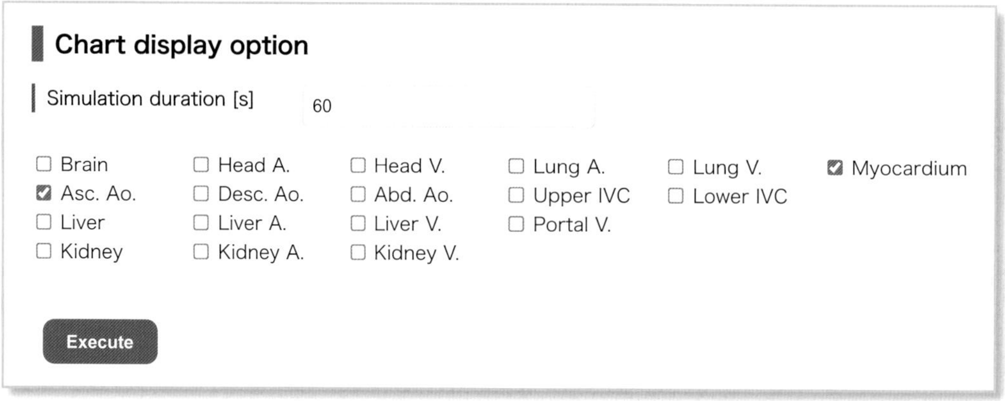

Chart display option

Simulation duration [s]　60

☐ Brain ☐ Head A. ☐ Head V. ☐ Lung A. ☐ Lung V. ☑ Myocardium
☑ Asc. Ao. ☐ Desc. Ao. ☐ Abd. Ao. ☐ Upper IVC ☐ Lower IVC
☐ Liver ☐ Liver A. ☐ Liver V. ☐ Portal V.
☐ Kidney ☐ Kidney A. ☐ Kidney V.

Execute

図 3-4　pCOP の設定 4・TDC の表示設定と実行ボタン

表 3-2　患者情報の設定項目

入力項目	内　容
Body height [cm]	患者の身長を入力する。患者固有の循環モデルの生成に用いられる。
Body weight [kg]	患者の体重を入力する。患者固有の循環モデルの生成に用いられる。
Cardiac output [l/min]	患者の心拍出量 [l/min] の数値を入力する。患者固有の循環モデルの生成に用いられる。

表 3-3　CT スキャナ情報の設定項目

入力項目	内容
Tube voltage [kV]	CT 装置の X 線管電圧を指定する。造影剤の単位濃度あたりの造影効果を決定するために用いる。1 kV 刻みで入力が可能であり，単純な補間によって造影効果を算出する。GE ヘルスケア社製 64 列 CT Light Speed VCT を基準に調整されている。

表 3-4　TDC の表示設定と実行ボタン

入力項目	内容
Simulation duration [s]	TDC のグラフの時間軸の長さを指定する。最適化のためのシミュレーションもこの時間まで実行されるため，大きな値を指定した場合には処理時間が長くなる。目標 CT 値持続時間を計測するため，標的臓器の TDC の立ち上がりから立ち下がりまでを表示できる範囲とする必要がある。
臓器のチェックボックス	pCOP 最適化したプロトコルのもとでシミュレーションを実行し，得られた TDC をグラフとして表示したい臓器を選択する。A. は動脈，V. は静脈を意味する。
Execute ボタン	入力内容をもとに pCOP を実行する。結果を表示するための新しいウィンドウが開く。Simulation durtion が 100 秒の場合には 10 ～ 20 秒程度の処理時間を要し，長くなるほどより多くの処理時間を要する。

4　pCOP の結果確認

　pCOP を実行すると新たに Web ブラウザのウィンドウが開き，数 10 秒の処理時間の後に実行結果が表示される。pCOP により最適化された造影プロトコルのもとシミュレーションを実行した結果も併せて表示される。視覚的に結果画像を確認するため，**図 4-1** に示すように，最適化されたプロトコルで実行したシミュレーションの結果に基づいて CT 画像を模して生成したシネ動画が表示される。また，シミュレーションで得られた TDC のうち，入力画面で選択したものが**図 4-2** のように表示される。pCOP によって最適化された造影プロトコルは**表 4-1** のように表示される。ここで，pCOP は必ずしもすべての条件で造影プロトコルを最適化できるわけではなく，例えば高すぎる目標 CT 値が指定された場合などには失敗する。最適化に成功した場合は Optimized? の項目が Yes に，失敗した場合には No となる。**図 4-3** および**表 4-2**〜**4-4** は，最適化後の造影プロトコルや患者情報などを表示している。

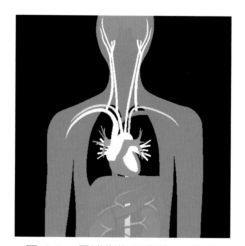

図 4-1　最適化後の造影シネ画像

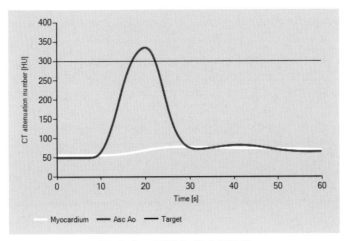

図 4-2　最適化後の TDC

表 4-1　pCOP によって最適化された造影プロトコル

Result: Iopamidol 300			
Optimized?	Volume [ml]	Speed [ml/s]	Duration [s]
Yes	43.5	4.35	10.0

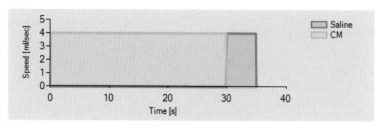

図 4-3　最適化後の造影剤注入チャート

表 4-2　pCOP の標的臓器と目標設定

Optimization settings			
Target	CT# [HU]	Sustained time [s]	Injection mode
Asc Ao	300	5	Fixed duration: 10 [s]

表 4-3　入力した患者設定

Patient		
Body height [cm]	Body weight [kg]	Cardiac output [l/min]
170	60	4.5

表 4-4　入力したスキャナ設定

Scanner
Tube voltage [kV]
120

実践編

1

頭部 CT アンジオグラフィの最適な造影

三井　宏太 (佐賀県医療センター好生館　放射線部)

相部　仁 (佐賀県医療センター好生館　放射線科)

1　はじめに

　CT 装置の多列化および高速化に伴い，頭蓋内の血管形態の評価は従来よりも簡便かつ非侵襲的に可能となった[1, 2]。頭部 CT アンジオグラフィ（CT angiography: CTA）と digital subtraction angiography（DSA）を比較した文献では，頭部 CTA は動脈瘤の検出率が DSA と同等であり，3 mm 以下の動脈瘤においても検出感度が 90% 以上と報告されている[3]。また，三次元的な描出が可能であるため血管形態の評価や動脈瘤のサイズ計測だけでなく，直達術前のシミュレーション（開頭範囲やアプローチ方法の決定等）に有用であり，脳疾患の精査において今や必要不可欠な検査である[4~8]。

　頭部 CTA は検査目的が多種多様であり，検査時の身体的状況（緊急度）や疾患に応じて最適な撮影および造影剤注入条件を設定する必要がある。また，頭部 CTA が経過観察や術後評価目的で用いられる場合は，検査の再現性が重要となる[9]。

2　最適な造影効果と課題

　頭部 CTA の最適な撮影および造影剤注入条件は検査目的により異なる[5]。本稿では，脳動脈瘤・動脈閉塞性疾患・神経血管圧迫症候群・脳動静脈奇形・脳動静脈瘻について概説（脳腫瘍は発生部位やアプローチ方法により重要な血管が異なるため本稿での記載は割愛）する。

2-1　脳動脈瘤

　脳動脈瘤は，破裂後の致死率が高く後遺症が残りやすい疾患のひとつであり，動脈瘤のサイズと破裂リスクが密接に関連している [10]。未破裂脳動脈瘤は，動脈瘤のサイズ（5 mm 以上）や形状（ブレブを有する，不整形，dome / neck 比が大きい），発生部位（後方循環，前交通動脈，内頚動脈 - 後交通動脈分岐部）や症状の有無により治療方針が決定されるが，治療適応とならない動脈瘤であっても定期的な動脈瘤のサイズ計測等の画像評価が必要である [11]。また，破裂脳動脈瘤は，重症度分類（**表 1**）に従い治療方針が決定される [12]。破裂脳動脈瘤は，発症後早期に治療を行う必要があるため，治療方針の決定に頭部 CTA は有用である [13]。

表 1　Hunt and Hess 分類

Grade	症　状	治療方針
Grade Ⅰ	無症状か，最小限の頭痛および軽度の項部硬直をみる	早期に再出血予防措置を行う
Grade Ⅱ	中等度から強度の頭痛，項部硬直をみるが，麻神経麻痺以外の神経学的失調はみられない	早期に再出血予防措置を行う
Grade Ⅲ	傾眠状態，錯乱状態，または軽度の巣症状を示すもの	早期に再出血予防措置を行う
Grade Ⅳ	昏迷状態で，中等度から重篤な片麻痺があり，早期除脳硬直および自律神経障害を伴うこともある	年齢や部位等を考慮して再出血予防措置を判断する
Grade Ⅴ	深昏睡状態で除脳硬直を示し．瀕死の様相を示すもの	再出血予防措置しない

　破裂脳動脈瘤は，Hunt and Hess 分類にしたがって治療適応を判断する。直達術は 72 時間以内，血管内治療は 15 日以内に治療を行うことが推奨されている。

　一般的に，経過観察および血管内治療術前検査では動脈瘤の発生部位に加え dome 径や neck 径の計測が必要である。加えて血管内治療術前検査においては動脈瘤までのアクセスルートの評価が重要である [13]。直達術の場合には，開頭範囲やアプローチ方向の決定のために骨や静脈の情報が必要（**表 2**）であり，術後合併症（主に虚血性合併症）の低減には，動脈瘤へのアプローチ範囲内の脳神経（脳神経の同定には MRI が優れる）や穿通枝の走行を確認する必要がある [13]。

　同定しなければならない穿通枝は，脳動脈瘤の発生部位により様々（**表 3**）であり，その血管径も異なる [14]。例えば，内頚動脈 - 後交通動脈分岐部の直達術の際に重要な穿通枝である前脈絡叢動脈（anterior choroidal artery: AchoA）は 0.7〜2.0 mm 径と主幹動脈と比べ細い血管であるが，術中に誤ってこれを閉塞させてしまうと，Monakow 症候群（対側運動麻痺，半身感覚鈍麻，同名半盲の三主徴）と呼ばれる多彩で重篤な症状を引き起こす。したがって，直達術前検査の場合は，主幹動脈から分岐するこのような穿通枝の

表 2　直達術で用いられる代表的なアプローチ方法

アプローチ方法	interhemispheric approach	pterional approach	suboccipital approach
メルクマール		テリオン（×印）	アステリオン（×印）
骨	前頭洞	蝶形骨洞 前床突起	乳突蜂巣 後床突起
静脈	上矢状静脈洞	浅シルビウス静脈 sphenoparietal sinus	錐体静脈 横静脈洞 S 状静脈洞
治療動脈瘤	前大脳動脈瘤 前交通動脈瘤	内頚動脈瘤 内頚動脈 – 後交通動脈分岐部瘤 中大脳動脈瘤	脳底動脈瘤

〇〇〇 開頭範囲

　　直達術で用いられる代表的なアプローチ方法である。interhemispheric approach は，前頭洞の開放を行うため，前頭洞や上矢状静脈洞の位置関係を確認する。pterional approach は，テリオンをメルクマールとすることが多く，動脈瘤のアプローチの際には sphenoparietal sinus や浅シルビウス静脈の走行の確認が重要である。suboccipital approach は，アステリオンをメルクマールとすることが多い。開頭範囲の決定には横静脈洞や S 状静脈洞の走行の確認が重要であり，術後合併症のリスク低減のためには含気骨の発達や位置関係を確認する必要がある。

描出が重要である [15]。

　一般的に主幹動脈の CT 値が上昇すると穿通枝の描出能が向上する [4]。また，血管形状の再現性および動脈瘤の同定には，主幹動脈の CT 値を 300 〜 340 Hounsfield units（HU）以上とすることが望まれる [16~18]。われわれの施設において，0.5 〜 3 mm 径の血管を模擬した櫛形ファントム（株式会社 杏林システマック）を用いて検討を行ったところ，背景信号との CT 値差が 300 HU で 1 mm 径までの血管認識が可能であり，先行研究と同様の結果であった。0.5 mm 径の血管径については 400 HU 以上の CT 値差が必要であるため，穿通枝を描出するためには，脳実質と主幹動脈の CT 値差を 400 HU 以上担保することが望ましい（図 1）。一般的に脳実質および血液の CT 値はそれぞれ 35 〜 40 HU，50 〜 70 HU を示す [19] ため主幹動脈の CT 値が 440 HU 程度（造影効果が 380 HU 程度）で 0.5 mm 径の血管が描出可能である。また，CT 画像の画質（ノイズ，空間分解能等）を向上させることで微細な構造をより明瞭に捉えることが可能となるため [9, 14]，拡大再構成や逐次近似再構成法（iterative reconstruction: IR）を用いることで穿通枝の描出能は向上する（図 2）。

表 3　動脈瘤の発生部位と術中に注意する穿通枝

動脈瘤の発生部位	術中に注意する穿通枝
前大脳動脈（anterior cerebral artery: ACA）	前大脳動脈奇動脈
前交通動脈（anterior communicating artery: a-com）	heuber 反回動脈 subcallosal branch hypothalamic branch chiasmatic branch
内頚動脈（internal carotid artery: ICA）	上下垂体動脈
内頚動脈 − 後交通動脈分岐部 （internal carotid artery-posterior communicating artery: IC-PC）	前脈絡叢動脈 前視床穿通動脈 網膜中心動脈
中大脳動脈（middle cerebral artery: MCA）	重複中大脳動脈 副中大脳動脈 レンズ核線条動脈
脳底動脈（basilar artery: BA）	上小脳動脈 前下小脳動脈 後下小脳動脈

　脳動脈瘤の発生部位により術中に注意するべき穿通枝は様々である。一般的に頭部 CTA では 0.5 mm 未満の穿通枝は描出することが難しい。例えば前交通動脈の穿通枝は描出することが困難であるが，このような穿通枝は後方から分岐することが多いため動脈瘤の発達方向の確認が重要である。

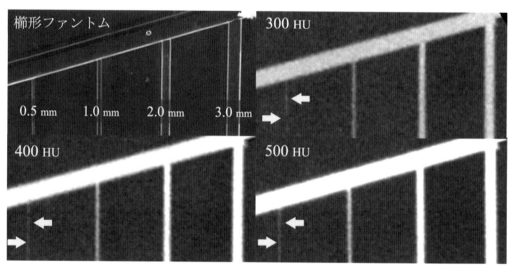

図 1　血管内の CT 値と血管の描出能の比較

　水で満たした 160 mm 径のポリエステル円柱ファントムの中央に櫛形ファントムを配置し，撮影を行った。櫛形ファントム内には希釈造影剤（CT 値差 300，400，500 HU）を封入し，撮影方法はボリュームスキャン（撮影範囲：40 mm），設定管電圧は 120 kVp，設定管電流は 270 mA，回転速度は 1.0 秒／回，再構成方法は AIDR 3D enhanced mild，再構成関数は FC44，field of view（FOV）は 120 mm，画像 SD は 9 で maximum intensity projection（MIP）にて画像表示を行った。300 HU において 0.5 mm 径の視認性が低下（連続性がはっきりしない）している。

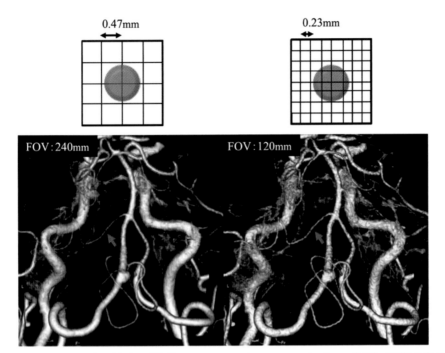

図2　通常再構成と拡大再構成における volume rendering（VR）画像の比較
CT画像は512×512のマトリックス数のため，ピクセルサイズはFOVの大きさに依存する。
拡大再構成を行うことでピクセルサイズが小さくなり，前下小脳動脈の描出能が向上している。

　破裂脳動脈瘤の直達術では，穿通枝（0.5〜1 mm径）の描出が重要であるため主幹動脈の目標CT値：440 HU（造影効果が380 HU）以上が必要であり，未破裂脳動脈瘤の経過観察では，動脈瘤のサイズ計測（>1 mm径）が重要となるため主幹動脈の目標CT値：340 HU（造影効果が280 HU）以上が必要である（**表4**）。

　線質硬化補正（beam hardening correction：BHC）の対象物質によりヨードのCT値は変化するため，われわれの施設では穿通枝の同定の場合は対象物質をヨードとしたBHCが含まれる再構成条件により血管内のCT値を向上させている（**図3**）。従来の対象物質を骨としたBHCでは線質硬化の影響を補正できるCT値は高コントラストのCT値であり，低〜中コントラストのCT値の向上は期待できなかったが，対象物質をヨードとした場合は低コントラストからCT値の向上が期待できる[20]。

2-2　動脈閉塞性疾患

　動脈硬化により主幹動脈が高度狭窄や閉塞する閉塞性脳血管障害や進行性の脳血管閉塞症であるもやもや病などは，脳血流の評価に核医学検査やMRI，CT検査が有用とされる[21]。症候性の場合，血行再建術（superficial temporal artery - middle cerebral artery anastomosis: STA-MCA anastomosis）が適応されるが，事前にバイパス血管や

表4　脳動脈瘤における頭部 CTA の検査目的

検査目的	直達術（クリッピング術）	血管内治療（コイリング術）	経過観察
画像	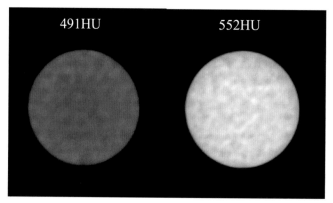	neck径<4mm dome/neck比>2	
必要な情報	穿通枝，静脈，骨，神経	アクセスルート，適応判断	サイズ計測，再発の有無
目標 CT 値	440 HU 以上	340 HU 以上	340 HU 以上
撮影位相	動静脈	動脈	動脈
逐次近似再構成法	model based IR (FIRST cardiac mild BHC)	hybrid IR (eAIDR 3D mild, FC44)	hybrid IR (eAIDR3Dmild, FC44)
FOV	240 mm ＋追加 120 mm	240 mm ＋追加 120 mm	240 mm ＋追加 120 mm

　脳動脈瘤における頭部 CTA は検査目的により 3 つに分類できる。同じ疾患でも検査目的により撮影方法を変更する必要性がある。

　※ IR：iterative reconstruction（逐次近似画像再構成）

491HU　　　　552HU

FIRST brain CTA　　　　FIRST cardiac
（BHC対象物：骨）　　　（BHC対象物：ヨード）

図3　BHC における対象物質の違いによる CT 値の比較

　160 mm 径のマルチエナジー CT ファントム（Gammex 社）に内挿した 15 mgI/mL のヨードインサートの CT 値を比較した。BHC の対象物質がヨードである FIRST cardiac において CT 値が向上している。

吻合血管の同定，開頭範囲の決定のために頭部 CTA や MRA，DSA が併用される[22]。STA-MCA anastomosis で，必要な血管は 1.0 ～ 2.0 mm の血管径であるため，340 HU 以上の CT 値が必要であり，開頭範囲の決定のために静脈（浅シルビウス静脈等）情

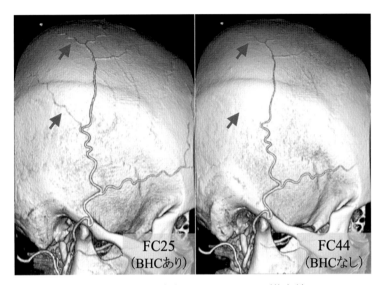

図 4　BHC の有無による STA の描出能

BHC の有無により STA の描出能が異なる。頭蓋骨からの線質硬化の影響を受け皮下組織
の CT 値が上昇するため，BHC が無い場合は STA の視認性が低下する。

報も必要である。STA は，頭蓋骨に沿って走行するため，頭蓋骨からの線質硬化の影響を
受け，皮下組織の CT 値が上昇し血管の視認性が低下する。

　われわれの施設では，対象物質を骨とした BHC が含まれる再構成条件により STA の視
認性を向上させている（**図 4**）。

2-3　神経血管圧迫症候群

　脳血管が脳神経を圧迫することにより，現れる症状の総称であり，代表的な症状に三叉
神経痛（主な責任血管は上小脳動脈），顔面痙攣（主な責任血管は前下小脳動脈），舌咽神
経痛（主な責任血管は後下小脳動脈）がある。MRI 検査により脳神経と責任血管の特定が
容易であるが，根治的治療を目的とした微小血管減圧術では，頭部 CTA や MRI，DSA の
併用が有用である[23]。微小血管減圧術で，必要な血管は 1.0 〜 2.0 mm の血管径であるた
め，340 HU 以上の CT 値が必要であり，開頭範囲の決定のために静脈（横静脈洞，S 状
静脈洞，錐体静脈，架橋静脈，顆導出静脈等）の情報も必要である。

2-4　脳動静脈奇形

　脳動静脈奇形（arteriovenous malformation: AVM）は，脳動静脈が毛細血管を介さ
ずに直接吻合する先天性の疾患である。nidus と呼ばれる血管塊を認め，大きさや発生部
位により治療方針が異なるため，AVM の形態診断が重要となる（**表 5**）[24]。直達術に必

表5　脳動静脈奇形（AVM）における評価事項

特　徴		点数
①大きさ	小（＜ 3 cm）	1
	中（3 ～ 6 cm）	2
	大（＞ 6 cm）	3
②周囲脳の機能的重要性	重要でない（non-eloquent）	0
	重要である（eloquent）	1
③導出静脈の型	表在性のみ	0
	深在性	1

　　　AVM は①大きさ，②周囲脳の機能的重要性，③導出静脈の型の合計点数を grade とし，grade 1～3 および有症状は外科的手術を考慮する。痙攣や直達術高リスク群，病巣が小さい場合（10 mL 以下または最大径 3 cm 以下）は定位放射線治療が用いられる場合もある。

表6　硬膜動静脈瘻（dAVF）の血行動態による分類

Type	症　状	治療方針
Type I	静脈洞に順行性に還流するもの	経過観察を推奨
Type II	静脈洞に還流し，さらに逆行性に脳表静脈に還流するもの	治療を考慮
Type III	静脈洞に入るがその末梢には還流せず，脳表静脈に還流するもの 静脈洞壁から直接脳表静脈に還流するもの	治療を考慮

　　　dAVF は Borden 分類により治療適応を判断する。Type Ⅱ，Ⅲでは部位や血行動態に応じて直達術，血管内治療，放射線治療の単独もしくは組み合わせによる積極的治療を考慮する。日本人の約半数は海綿静脈洞部の dAVF であり，血管内治療が用いられることが多い。

要な血管は 0.5 ～ 2.0 mm の血管径であるため，440 HU 以上の CT 値が必要であり，開頭範囲の決定のために静脈（AVM の発生部位で様々）情報も必要である。

2-5　硬膜動静脈瘻

　脳動静脈が毛細血管を介さずに複雑に絡み合う脳疾患である硬膜動静脈瘻（dural arteriovenous fistula: dAVF）では，流入血管や流出血管の同定だけではなく，治療方針の決定のために血流評価（皮質静脈への逆流評価）を行うことが必要となる（**表6**）[25]。dAVF は無症状の場合，見落とされやすい疾患のひとつであり，従来は血管造影検査で診断を行っていたが，CT 装置の技術進歩により多時相撮影が可能となり[7]，頭部 CTA でも dAVF の同定や血流評価が可能となった[26]。しかし，被ばく線量増加の懸念からスキャン毎の撮影線量を低下すると低線量撮影が故にノイズ量が増大する。IR 法を用いることでノイズ低減効果は期待できるが，ノイズ低減の強度によっては空間分解能が低下[27]し，細かな血管は同定できない（**図5**）。そのため，dAVF のような 0.5 ～ 2.0 mm の血管径の同

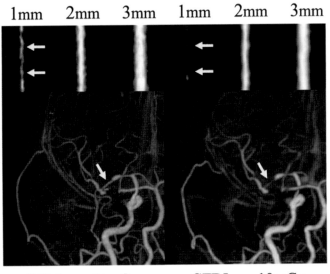

CTDI_vol : 53mGy　　　　CTDI_vol : 10mGy

図 5　頭部 CTA と CT perfusion における血管描出の比較

　同一の症例を頭部 CTA，CTP で比較した。CTP では低線量撮影で増加する画像ノイズを IR 法により低減させる。画像ノイズの低減率が高いと空間分解能が低下し，細かな血管径の描出が困難となる。低線量撮影では穿通枝の描出能が劣り，狭窄部位の過大評価を招きやすい。

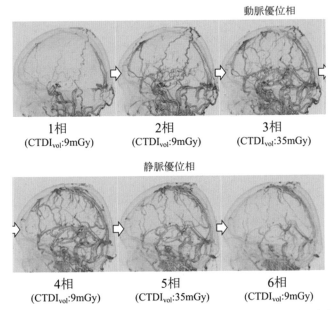

動脈優位相

1相　　　　　　2相　　　　　　3相
(CTDI_vol:9mGy)　(CTDI_vol:9mGy)　(CTDI_vol:35mGy)

静脈優位相

4相　　　　　　5相　　　　　　6相
(CTDI_vol:9mGy)　(CTDI_vol:35mGy)　(CTDI_vol:9mGy)

図 6　硬膜動静脈瘻（dAVF）における頭部 CTA の撮影時相

　dAVF では血行動態に加え，feeder および drainer の評価が必要であるため，動脈優位相および静脈優位相において血管の形態評価を行い，前後の位相を低線量撮影にすることで被ばく線量を抑えつつ dAVF の血行動態を把握している。(CTDIvol: 106 mGy)

47

表7　頭部 CTA の目安

疾患	検査目的	主幹動脈のCT値	位相	撮影条件	再構成条件
脳動脈瘤	経過観察	340 HU 以上	動脈優位相	120 kVp (SD 7 ～ 9)	FC44 (eAIDR 3D mild)
	血管内治療	340 HU 以上	動脈優位相（大動脈弓部まで）	120 kVp (SD 7 ～ 9)	FC44 (eAIDR 3D mild)
	直達術	440 HU 以上	動静脈相	120 kVp (SD 7 ～ 9)	FIRST cardiac mild BHC
動脈閉塞性疾患	経過観察	340 HU 以上	動脈優位相	120 kVp (SD 7 ～ 9)	FC44 (eAIDR 3D mild)
	直達術	340 HU 以上	動静脈相	120 kVp (SD 7 ～ 9)	FC25 (eAIDR 3D mild)
神経血管圧迫症候群	直達術	340 HU 以上	動静脈相	120 kVp (SD 7 ～ 9)	FIRST cardiac mild BI-IC
脳動静脈奇形	直達術	440 HU 以上	動静脈相	120 kVp (SD 7 ～ 9)	FIRST cardiac mild BHC
脳動静脈瘻	直達術	440 HU 以上	多時相	100 kVp (SD 9 ～ 15)	FIRST cardiac mild BHC
脳腫瘍	直達術	440 HU 以上	動静脈相	120 kVp (SD 7 ～ 9)	FIRST cardiac mild BHC

　われわれの施設における頭部 CTA の目安である。脳疾患は多種多様であり，検査目的も異なるため，検査目的に合わせた撮影条件の設定が重要である。特に微小血管を描出させる場合はModel Based IR（FIRST）を使用している。

定および血流動態を把握したい場合は，灌流画像（CT perfusion: CTP）のような低線量撮影は適さない。また，細かな血管の同定のため，440 HU 以上の CT 値が必要であり，開頭範囲の決定のために静脈（AVF の発生部位で様々）情報も必要である

　われわれの施設では流入血管や流出血管の同定として，動脈優位相と静脈優位相では通常線量程度の撮影（CTDIvol: 35 mGy）を行い，血流動態を観察するために，その前後を低線量撮影（CTDIvol: 9 mGy）で補間している（**図6**）。この方法により流入血管や流出血管の同定と静脈への逆流が評価可能である。

　このように様々な脳疾患において頭部 CTA は有用であり，最適な撮影および造影方法は検査目的により大きく異なる（**表7**）。一般的に頭部 CTA は頭蓋内へ移行する造影剤の量が少ない上に，造影剤の初期循環を捉える必要があるため，造影剤量の適正化や撮影タイミングの最適化が他の領域に比べて難しい[5), 28)]。また，破裂脳動脈瘤では，頭蓋内圧の亢進や身体状況の悪化により期待した造影効果が得られないことも経験する。したがって，頭部 CTA は検査毎の再現性維持が課題であった。近年では，test injection（TI）法やtest bolus tracking（TBT）法[29)]に代表されるような撮影タイミングを最適化できるプロトコルの設定が可能となったため，患者因子（体格，心拍出量，頭部への血流移行量等）に影響される造影剤量の適正化[30), 31)]が再現性維持における一番の課題である。

3　従来の標準的な造影法

　前述の通り，検査毎の再現性維持や検査の質を担保するためには，検査目的を把握した上で，最適な撮影および造影剤注入条件を設定する必要があり，特に造影剤量の適正化や撮影タイミングの最適化が重要である。

　われわれの施設では，再現性維持のためにほぼ全ての症例で TBT 法を用いて撮影タイミングを決定している。若年層を除く直達術前（若年層は，被ばく線量の懸念より造影剤注入時間を長くし，動静脈相での撮影を行う）の撮影時相は動脈優位相と静脈優位相で，一般的に造影効果が乏しいとされている脳静脈を標的臓器とすることで脳静脈の造影効果を担保している。過去に，われわれの施設で施行された頭部の CTP 画像をレトロスペクティブに解析（n ＝ 100）したところ脳循環時間（内頚動脈と S 状静脈洞の造影剤到達時間間隔）の中央値は 6.5 秒（3.5 ～ 10.5 秒）であり，脳循環時間の変動を考慮して動脈優位相を静脈優位相の 9 秒前に設定している。また，上矢状静脈洞（superior sagittal sinus: SSS）をモニタリング位置とすることで，放射線感受性の高い水晶体 [32] および甲状腺から距離を離し，モニタリング時の被ばく線量が高くならないように工夫している。

　しかし，このような方法で撮影タイミングの最適化を図っているにも関わらず，造影効果が著しく低下する症例を経験する（**図7**）。これは患者因子による影響が考えられ，その中でも特に細胞外液量，心拍出量の影響が大きいと推定される。頭部 CTA に限らず造影効果は細胞外液量に依存するため，細胞外液量によって造影剤量を補正する必要がある。しかし，個人の細胞外液量を事前に把握することは困難であり，体重により大まかな細胞

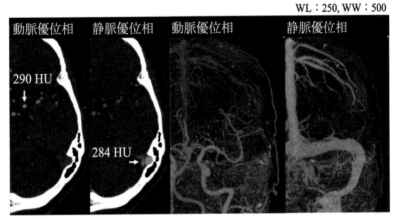

図7　造影効果が不十分であった症例

　50 歳台，女性，身長 165 cm，体重 71 kg，BMI 26.1 で，造影剤は体重換算法により体重あたりのヨード量を 260 mgI / kg で投与した。撮影タイミングは適切であったにも関わらず十分な造影効果（EU 値は，内頚動脈：253 HU，S 状静脈洞：255 HU）が得られておらず，細胞外液量や心拍出量等の患者因子の影響によるものと思われた。

外液量を推定し造影剤量を決定しているのが現状 [33, 34] であるが，体重と細胞外液量は必ずしも相関しない [35]。

　また，細胞外液量が同程度の場合に，同一量の造影剤を使用しても心拍出量の影響で造影効果が異なる場合がある [36, 37]。しかし，事前に心拍出量を把握して頭部 CTA を行うことはないため，このような因子の補正はできていない。このように，頭部 CTA は様々な因子が複合的に関与した検査であるため [38]，すべての因子を把握し補正することは容易ではない。

4　pCOP の有用性の検証

　われわれは，頭部 CTA における患者因子の影響を補正するために pCOP から造影剤量を算出し，その有用性（造影効果の均一性）について検証した。

4-1　対　　象

　対象は 2019 年 1 月から 2021 年 2 月の間に直達術前（未破裂脳動脈瘤，脳腫瘍）の頭部 CTA 検査を施行した患者 120 名（男性 49 名，女性 71 名，年齢中央値 60 歳）とし，造影剤量の決定を従来から用いられている体重換算による方法（体重群，n = 60）と pCOP 換算による方法（pCOP 群，n = 60）の 2 群に分け，単施設による無作為化比較試験を行った。

4-2　方　　法

　造影効果は穿刺部位で異なることが報告されているため [39]，穿刺部位は右腕正中皮静脈とし，20 G の留置針を用いた。造影剤注入条件はテストスキャン用（test bolus）造影剤を 3 秒間，その後生理食塩水を 5 秒間注入し，test bolus と本スキャン用（main bolus）造影剤の注入間隔を 15 秒間おいて，main bolus の造影剤を 10 秒間，その後生理食塩水を 5 秒間注入し，すべての注入速度は一定とした。体重群は体重あたりのヨード量が 260 mgI / kg，pCOP 群は pCOP に本スキャン直前の体重，身長，心拍出量を入力し main bolus の造影剤量を決定した。心拍出量の測定は，測定値がリアルタイムで表示される非侵襲的心血管モニター（Aescilon mini; Ospyka Medical）を使用し，本スキャン直前の心拍出量を取得後 [40, 41]，pCOP に入力した。

　pCOP の主要なパラメータは目標 CT 値：350 HU，標的臓器：脳静脈，造影効果持続時間：1 秒とした。ここで，pCOP で使用されている CT 値（HU）とヨード量（mgI）の変換係数（HU / mgI）は，GE ヘルスケア・ジャパン社製の CT 装置を基準にしているため，使用 CT 装置における変換係数を算出し，その変換係数を pCOP に入力した。

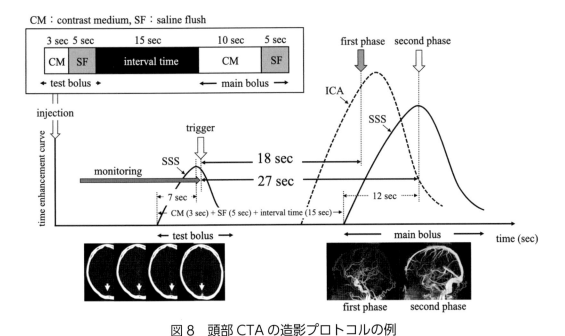

図 8　頭部 CTA の造影プロトコルの例

撮影タイミングの取得には TBT 法を用い，SSS をモニタリング位置とした。SSS の最大濃染を確認後にスキャンタイミングを決定するため，ディレイタイムを 1 秒間考慮し，トリガー開始後 18 秒後に動脈優位相，27 秒後に静脈優位相を撮影した。静脈は最大濃染時間での撮影で，動脈の撮影は静脈の最大濃染時間の 9 秒前になるように調整した。

　CT 装置は Aquilion ONE Global Standard version 8.3（キヤノンメディカルシステムズ）を使用し，造影剤自動注入器は Dual Shot GX7（株式会社 根本杏林堂）を使用した。撮影は 1 ボリュームスキャン（撮影範囲：160 mm）で，設定管電圧は 120 kVp，設定管電流は 270 mA，回転速度は 1.0 s/rot，CTDIvol は 53 mGy，再構成方法は filter backed projection，再構成関数は FC42 で，撮影タイミングの取得は TBT 法で行い，モニタリング位置は上矢状静脈洞（superior sagittal sinus: SSS）とした。撮影位相は非造影相と動脈優位相，静脈優位相の 3 相で，各位相の遅延時間は test bolus 造影剤で形成された SSS の時間エンハンスメント曲線（time enhancement curve: TEC）の最大濃染時間から動脈優位相で 18 秒，静脈優位相で 27 秒に設定した（**図 8**）。なお，この検討に関しては施設内の倫理委員会の承認を得て行った。

　まず，pCOP 群で規定された体重あたりのヨード量を体重群と比較した。

　また，造影効果の均一性を評価するために，各位相における内頸動脈 - C2 レベル（internal carotid artery: ICA - C2），前大脳動脈 - A2 レベル（anterior cerebral artery: ACA - A2），脳底動脈（basilar artery: BA），SSS，S 状静脈洞（sigmoid sinus: SS），sphenoparietal sinus（SPS）の CT 値を計測した（**図 9**）。すべての検証において，造影 CT 値から非造影 CT 値を減算した濃染 CT 値 (enhancement unit: EU) を用いた。

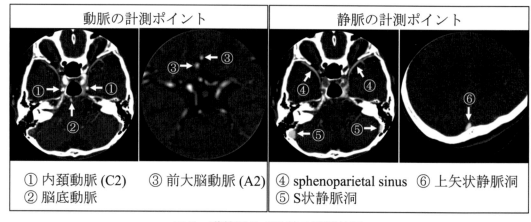

図 9　動静脈の CT 値の計測位置

動脈と静脈の計測位置はそれぞれ 3 点で，左右の平均値を算出した。造影画像から非造影画像をを減算し，EU 値を求めた。片側が閉塞および低形成の場合は，その箇所は計測から除外した。

体重群と pCOP 群における造影効果についてマン・ホイットニーの U 検定で比較した。また，静脈の造影効果の均一性を変動係数で評価した。変動係数は，各静脈の平均 EU 値を標準偏差で除した値とし，百分率で表示した。さらに，造影効果の安定性を評価するために静脈優位相における SSS の EU 値の標準偏差を F 検定で比較した。統計ソフトはEZR version 1.37 を用いて行った[42]。

　pCOP 群において，TBT 法のモニタリング画像から前大脳動脈 - A3 レベル（anterior cerebral artery: ACA - A3）と SSS の最大濃染時間間隔を算出し，脳循環時間と定義した。脳循環時間の違いによる各位相の動静脈の EU 値の影響について検証した。さらに，pCOP 群において体重あたりのヨード量（mgI/kg）の変動による各位相の動静脈の EU 値の影響についても検証した。

4-3　結　　果

　患者背景は，すべての項目に関して統計学的な有意差は認めなかった（$p > 0.05$）。変換係数は平均で 28.3 HU／mgI（28.2 〜 29.5 HU／mgI）であり，この値を pCOP に入力した。

　pCOP 群において体重あたりのヨード量の平均値は有意に減少した（pCOP 群：244 mgI/kg vs. 体重群：260 mgI/kg，$p < 0.001$）。pCOP 群は，体重群と比較して体重あたりのヨード量が 10% 以上変化したのは 48% の症例（29 / 60）であり，10% の症例（6 / 60）で 234 mgI/kg 以下，38% の症例（23 / 60）で 286 mgI/kg 以上となった。

　動静脈の造影効果については，pCOP 群において SS（360 ± 49 HU vs. 331 ± 80

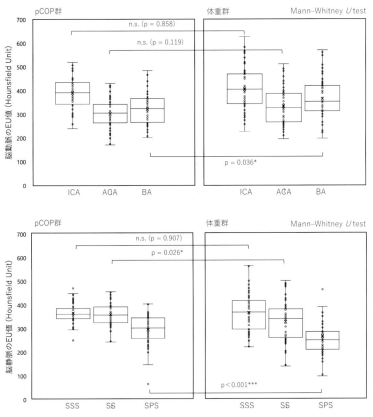

図 10　脳動脈系および脳静脈系における pCOP 群と体重群での造影効果の比較

　動静脈の EU 値の傾向は pCOP 群と体重群で同様（ICA > BA > ACA，SSS > SS > SPS）で
あったが造影効果のばらつきは pCOP 群が小さかった。BA の EU 値は体重群で有意に高くなり，
SSS と SS の EU 値は pCOP 群で有意に高くなった。

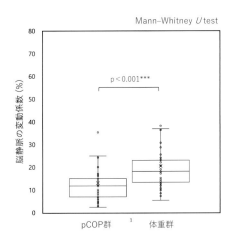

図 11　脳静脈における pCOP 群と体重群での造影効果の変動係数の比較

　変動係数は，pCOP 群で有意に小さくなった。体重あたりのヨード量を可変したことで適切な
造影効果が得られ，造影効果の均一性も向上した。

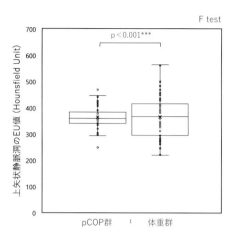

F test

図 12　SSS における pCOP 群と体重群での造影効果の比較

SSS の造影効果は，体重群と pCOP 群でほぼ同等であったが，pCOP 群の EU 値のばらつき
が有意に小さく，標準偏差は体重群の半分程度まで減少した。

HU，p ＝ 0.026）と SPS（295 ± 65 HU vs. 264 ± 152 HU，p ＜ 0.001）が有意に高
くなり，BA で有意に減少した（322 ± 66 HU vs. 356 ± 81 HU，p ＝ 0.036）。その他
の部位に有意差は認めなかった（p ＞ 0.05）（**図 10**）。静脈の変動係数は，pCOP 群が有
意に小さくなった（12.8 ± 12.2 ％ vs. 20.4 ± 13.7 ％，p ＜ 0.001）（**図 11**）。また，
SSS の EU 値の標準偏差は pCOP 群が有意に小さかった（365 ± 42 HU vs. 369 ± 82
HU，p ＜ 0.001）（**図 12**）。pCOP 群において動脈の EU 値と脳循環時間のみに相関が見
られた（r ＝ － 0.405，p ＝ 0.002）が，静脈の EU 値と脳循環時間に相関はなかった（**図
13**）。また , pCOP 群において動静脈の EU 値と体重あたりのヨード量に相関はなかった。

4-4　考　察

　pCOP 群を体重換算法で行えば，体重あたりのヨード量が変化した 48 ％の症例のうち
10 ％の症例（286 mgI/kg 以上）で造影剤量が過小投与され 38 ％の症例（247 mgI/kg
以下）で過大投与されていたことになる。つまり，体重群は 40% 近くの症例で造影効果
が過剰となるため，BA の CT 値が有意に高くなったと考えられる。また，10 ％の症例は
造影効果が乏しくなり検査の質が担保できなかった可能性がある。このように体重換算法
は，一定の割合で造影効果にバラツキが生まれるため，全体を通すと体重群と pCOP 群間
で SSS の EU 値に大きな差はなかったが，標準偏差に違いがみられたと推察される。松本
らの報告では，大動脈（早期相）および肝臓（平衡相）の造影効果は pCOP 群：311 ±
40 HU vs. 体重群：319 ± 57 HU，pCOP 群：59 ± 12 HU vs. 体重群：59 ± 12 HU
であり大動脈において pCOP 群が有意に造影効果のバラツキが小さかった [43]。大動脈に
おける造影効果のバラツキは 40 HU であり，本研究の SSS の造影効果のバラツキ（42

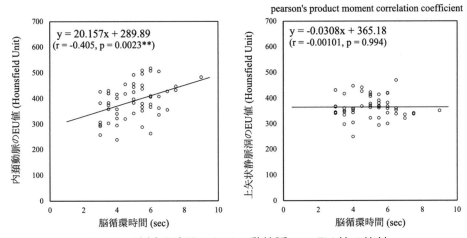

図 13　脳循環時間における動静脈での EU 値の比較

脳循環時間は動脈の EU 値のみに影響を及ぼし，脳循環時間が短くなるほど EU 値が低下した。
今回の撮影方法が脳静脈にタイミングを合わせた手法であるため，脳動脈は必ずしも最大濃染時
間での撮影ではないが，脳静脈と同等以上の造影効果は担保できている。

HU）と同程度であった。 以上より pCOP は脳循環領域においても同等の精度で造影剤量
の規定が可能であると考えられる。

　近年では体重換算法に変わる方法として，除脂肪体重やボディマス指数（body mass
index: BMI）を用いた方法が提唱されているが[44~47]，造影効果の均一性の精度は必ずし
も高くない。また，造影効果は対象サイズにより変動することも報告されているが[48]，頭
部 CTA の場合は，ほとんどサイズ変化がないためこの影響は無視できる。寺澤らや坂本
らは，血管形状の再現性の担保および穿通枝の描出には，主幹動脈の CT 値を 300~350
HU 以上の造影効果が必要であると報告している[16, 18]。本研究の ICA-C2 の EU 値は
390 ± 69 HU, SSS の EU 値は 365 ± 42 HU であり，これらの報告と同等以上の造影効
果が得られている。

　さらに，pCOP 群において体重あたりのヨード量と各位相の造影効果に相関はみられな
かったことから，pCOP は適切な造影剤量を規定できていると考えられる。

　以上，今回の検討から pCOP は造影剤量を適正化することができ，従来法では不可能で
あった患者因子の影響を補正することが可能である。

　患者因子における CT 値の変動は TI 法により補正できると報告されているが[49, 50]，TI
法は test bolus と main bolus で血流動態の変動が生じ，予期しないタイミングで撮影を
行う場合がある[29]。一方，TBT 法は血流動態の変動は受けにくい方法であるが，患者因
子の影響は補正することができなかった。TBT 法に pCOP を組み合わせることで，患者
因子の補正が可能となり再現性の維持が期待できる。また，緊急性が高い状況において
bolus tracking 法は簡便で非常に有用な方法であるが，再現性の維持に課題があった[29]。
pCOP と組み合わせることで，迅速性と再現性を担保した検査が期待できる。

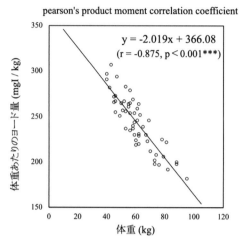

図 14　pCOP で規定した体重あたりのヨード量と体重の関係

　pCOP で規定した体重あたりのヨード量は体重と負の相関を示し，体重が重くなるにつれ造影剤投与量は減少する傾向にあった。高体重群は，造影剤が分布しにくい低灌流組織が大部分を占めるため，体重あたりのヨード量は減少した [51, 52]。

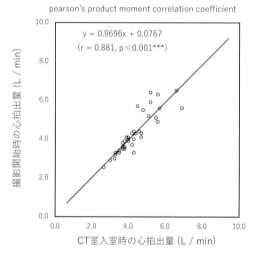

図 15　CT 室入室時の心拍出量と撮影開始時の心拍出量の関係

　入室時の心拍出量と撮影時の心拍出量は正の相関を示したが，大きく心拍出量が変動する症例もあった。

　しかし，pCOP は従来法で用いられていた体重だけではなく，身長および心拍出量が必要となる。特に心拍出量の測定は煩雑であるため，この測定手順が改善されることを期待する。pCOP で変更された体重あたりのヨード量は体重と相関がみられたが（r = − 0.875，p < 0.001）（**図 14**），心拍出量が 1.9〜6.5 L/min 間のデータであり，心拍出量が著しく異なる場合は結果が異なる可能性がある。また，この補正式を用いて体重あたりのヨード

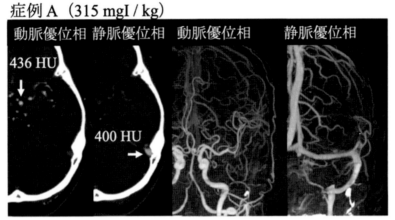

図 16　pCOP で造影剤量を規定した頭部 CTA の例

　症例 A は，70 歳台女性，身長 153 cm，体重 48 kg，BMI 20.5，心拍出量 6.5 L/min で，pCOP で規定された体重あたりのヨード量：315 mgI/kg で造影剤を投与した。体重換算法（260 mgI/kg）より多くの造影剤を投与したことで，安定した造影効果（EU 値は，内頚動脈：382 HU，S 状静脈洞：331 HU）が得られた。

　症例 B は，70 歳台男性，身長 170 cm，体重 82 kg，BMI 28.4，心拍出量 2.6 L/min で，pCOP で規定された体重あたりのヨード量：192 mgI/kg で造影剤を投与した。体重換算法（260 mgI/kg）より少ない造影剤の投与で，安定した造影効果（EU 値は，内頚動脈：402 HU，S 状静脈洞：359 HU）が得られた。

量を計算しても半数以上の症例（33 / 60）に pCOP で算出された値と 10 % 以上の乖離がみられるため，正確な造影剤量を決定するためにも pCOP で計算を行うことが適切である。

　また，心拍出量は入室時と検査直前時で 18 % の症例（11 / 60）で 10 % 以上の数値変動があった（**図 15**）。これは，検査に対する不安や緊張に起因すると考えられるため，安心できる環境作りも再現性維持のために重要である。また，CT 値は X 線のエネルギーに依存した値であり，X 線スペクトルは CT 装置や設定管電圧等により異なる[39]。pCOP を

使用する際は，実際の撮影条件における変換係数（HU/mgI）を求める必要がある（変換係数の求め方については，62ページを参照のこと）。

また，pCOPは患者因子の1つである頭部への血流移行量を個別に設定していない。そのため著しい血流変動があった場合は対処できない可能性がある。

このようにpCOPは現時点で様々な制限はあるものの，検査の再現性を維持するために重要な役割を担う機器であり，体重換算法と比較し患者因子の影響を補正することが可能である（図16）。

参考文献

1) 奥山徹，齋藤孝次，平野亮，他. 脳動脈瘤手術におけるMRI, 3D-CTAの発達と脳血管撮影の適応の変化. 脳外誌. 1998; 26: 607-612.

2) Hsiang JNK, Liang EY, Lam JMK, et al. The role of computed tomographic angiography in the diagnosis of intracranial aneurysms and emergent aneurysm clipping. Neurosurgery. 1996; 38: 481-487.

3) Velthuis BK, Rinkel GJ, Ramos LM, et al. Subarachnoid hemorrhage: aneurysm detection and preoperative evaluation with CT angiography. Radiology. 1998; 208: 423-430.

4) Tipper G, U-King-Im JM, Price SJ, et al. Detection and evaluation of intracranial aneurysms with 16-row multislice CT angiography. Clin Radiol 2005; 60(5): 565-572.

5) 平野透，清水目一成，杉本晴美 他. 頭頸部領域の3D-CTAngiography (3DCTA). 日放技学誌. 2002; 58(5): 613-625.

6) Korogi Y, Takahashi M, Katada K, et al. Intracranial aneurysms: detection with three-dimensional CT angiography with volume rendering-comparison with conventional angiographic and surgical findings. Radiology. 1999; 211(2): 497-506.

7) Jayaraman MV, Mayo-Smith WW, Tung GA, et al. Detection of intracranial aneurysms: multi-detector row CT angiography compared with DSA. Radiology. 2004; 230(2): 510-518.

8) Siebert E, Bohner G, Dewey M, et al. 320-slice CT neuroimaging: initial clinical experience and image quality evaluation. Br J Radiol. 2009; 82: 561-570.

9) 小寺秀一，大森恒，安井一久. 頭部3D-CTAにおける形状再現性の基礎的検討. 日放技学誌. 1997; 53: 13-18.

10) Tsukahara T, Murakami N, Sakurai Y, et al. Treatment of unruptured cerebral aneurysms; a multi-center study at Japanese national hospitals. Acta Neurochir Suppl 2005; 94: 77-85.

11) 小川彰，出江紳一，片山泰朗，他. 脳卒中治療ガイドライン 2015. 協和企画.

12) Hunt WE, Hess RM. Surgical risk as related to time of intervention in the repair of intracranial aneurysms. J Neurosurg 1968; 28: 14-20.

13) 土井健人，蔵本要二，土井大輔，他．CT Angiography による破裂脳動脈瘤診断の有用性と問題点．脳卒中の外科 2007; 35: 289-296.

14) 浜口直子，小寺秀一．頭部 3D-CTA における CT-AEC の検討．– 撮影線量の適正化と血管描出について –．日放技学誌．2002; 58(5): 313-321.

15) 片岡大治，飯原弘二．穿通枝の外科解剖 –ICG videoangiography と神経内視鏡の有用性 –．脳外誌．2015; 24(1): 12-18.

16) 寺澤一晶，八町 淳，室賀浩二．頭部 3D-CTA における可変注入による造影法の検討．日放技学誌．2009; 67(4): 126-133.

17) Ramgren B, Siemund R, Nilssonet O,et al. CT angiography in non-traumatic subarachnoid hemorrhage: the importance of arterial attenuation for the detection of intracranial aneurysms. Acta Radiol. 2015; 56(10): 1248-1255.

18) 坂本崇．頭部 3D-CT angiography における撮影法．アールティ 2009; 44: 42 - 53.

19) 古屋研，秋山真治，中村公二，他．CT 値を用いた頭蓋内血腫における経過時間の判断に関する検討．日放技学誌．2012; 68(7): 835-840.

20) Kitagawa K, Richard T, George, et al. Characterization and Correction of Beam-hardening Artifacts during Dynamic Volume CT Assessment of Myocardial Perfusion Radiology 2010; 256(01): 111-118.

21) 井上学．急性期 CT/MRI 造影灌流画像による再灌流療法の適応．脳卒中 2018: 1-6.

22) 田中悠二郎，中原 一郎，太田 剛史，他．3-D multifusion imaging を駆使した STA-MCA "Tailored" bypass. 脳卒中の外科 2014; 42: 432-438.

23) 平松 匡文，杉生 憲志，菱川 朋人，他．3DDSA-MRI fusion 画像を用いた脳血管障害に対する開頭手術術前シミュレーション．脳卒中の外科 2017; 45(4): 270-275.

24) Spetzler RF, Martin NA. A proposed grading system for arteriovenous malformations. J Neurosurg 1986；65：476-483.

25) Borden JA, Wu JK, Shucart WA. A proposed classification for spinal and cranial dural arteriovenous fistulous malformations and implications for treatment. J Neurosurg 1995; 82: 166-179.

26) 林佐衣子，秋山武紀，吉田一成．硬膜動静脈瘻の評価における 320 列 area detector CT を用いた 3D CT-DSA の有用性．脳卒中．2015; 37(2): 96-101.

27) Richard S, Husarik DB, Yadava G, et al: Towards task - based assessment of CT performance: System and object MTF across different reconstruction algorithms. Med Physics 2012; 39(07): 4115-4122.

28) Hatcho A, Terasawa K, Wako T. Method for optimizing the amount of contrast medium in multi-row detector helical CT. Med. J. N. R. C. H. 2002; 16: 26-30.

29) 山口隆義，高橋大地．新しい造影方法である test bolus tracking 法の開発と，冠状動脈 CT 造影検査における有用性について．日放技学誌．2009; 65(8): 1032-1040.

30) Bae KT, Heiken JP, Brink JA. Aortic and hepatic contrast medium enhancement at CT. Part I. Prediction with a computer model. Radiology. 1998;207(3):647-655.

31) Bae KT, Heiken JP, Brink JA. Aortic and hepatic contrast medium enhancement at CT. Part II. Effect of reduced cardiac output in a porcine model. Radiology. 1998; 207(3): 657-662.

32) Neriishi K, Nakashima E, Minamoto A, et al. Postoperative cataract cases among atomic bomb survivors: Radiation dose response and threshold. Radiation Research. 2007; 168(4): 404-408.

33) Heiken JP, Brink JA, McClennan BL, et al. Dynamic incremental CT: effect of volume and concentration of contrast material and patient weight on hepatic enhancement. Radiology. 1995; 195(2): 353-357.

34) Bae KT, Seeck BA, Hildebolt CF, et al. Contrast enhancement in cardiovascular MDCT: effect of body weight, height, body surface area, body mass index, and obesity. AJR AmJ Roentgenol. 2008; 190(3): 777-784.

35) Bae KT, Heiken JP, Brink JA. Aortic and hepatic peak enhancement at CT: effect of contrast medium injection rate-pharmacokinetic analysis and experimental porcine model. Radiology. 1998; 206(2): 455-464.

36) Higaki T, Nakaura T, Kidoh M, et al. Effect of contrast material injection duration on arterial enhancement at CT in patients with various cardiac indices: Analysis using computer simulation. PLoS One. 2018; 13(2): e0191347.

37) Kidoh M, Nakaura T, Funama Y, et al. Paradoxical Effect of Cardiac Output on Arterial Enhancement at Computed Tomography: Does Cardiac Output Reduction Simply Result in an Increase in Aortic Peak Enhancement? J Comput Assist Tomogr. 2017; 41(3): 349-353.

38) Bae KT. Intravenous contrast medium administration and scan timing at CT: considerations and approaches. Radiology. 2010; 256(1): 32-61.

39) You SY, Yoon DY, Choi CS, et. al. Effects of right-versus left-arm injections of contrast material on computed tomography of the head and neck. J Comput Assist Tomogr. 2007; 31(5): 677-681.

40) Blohm ME, Obrecht D, Hartwich J, et al. Impedance cardiography (electrical velocimetry) and transthoracic echocardiography for non-invasive cardiac output monitoring in pediatric intensive care patients: a prospective single-center observational study. Crit Care. 2014; 18(6): 603.

41) Hsu KH, Wu TW, Wang YC, et al. Hemodynamic reference for neonates of different age and weight: a pilot study with electrical cardiometry. J Perinatol. 2016; 36(6): 481-485.

42) Kanda Y. Investigation of the freely-available easy-to-use software "EZR" (Easy R) for medical statistics. Bone Marrow Transplant. 2013: 48, 452-458.

43) Matsumoto Y, Higaki T, Arataki K, et al. Individual optimization of contrast media injection protocol at hepatic dynamic computed tomography using contrast patient-specific contrast enhancement optimizer. J Comput Assist Tomogr 2020; 44(2): 230-235.

44) Onishi H, Murakami T, Kim T, et al. Abdominal multi-detector row CT: effectiveness of determining contrast medium dose on basis of body surface area. Eur J Radiol. 2011; 80(3): 643-647.

45) Kondo H, Kanematsu M, Goshima S, et al. Body size indices to determine iodine mass with contrast-enhanced multi-detector computed tomography of the upper

abdomen: dose body surface area outperform total body weight or lean body weight? Eur J Radiol. 2013; 23(7): 1855-1861.

46) Ho LM, Nelson RC, Delong DM. Determining contrast medium dose and rate on basis of lean body weight: dose this strategy improve patient-to-patient uniformity of hepatic enhancement during multi-detector row CT? Radiology. 2007; 243(2): 431-437.

47) Awai K, Kanematsu M, Kim T, et al. The optimal body size index with which to determine iodine dose for hepatic dynamic CT: a prospective multicenter study. Radiology. 2016; 278(3): 773-781.

48) Schindera ST, Tock I, Marin D, et al. Effect of beam hardening on arterial enhancement in thoracoabdominal CT Angiography with increasing patient size: an in vitro and in vivo study. Radiology. 2010; 256(2): 528-535.

49) Fleischmann D. High-concentration contrast media in MDCT Angiography: principles and rationale. Eur Radiol. 2003; 13(3): N39-N43.

50) Fleischmann D, Hittmair K. Mathematical analysis of arterial enhancement and optimization of bolus geometry for CT angiography using the discrete fourier transform. J Comput Assist Tomogr. 1999; 23(3): 474-484.

51) Kondo H, Kanematsu M, Goshima S, et al. Abdominal multidetector CT in patients with varying body fat percentages: estimation of optimal contrast material dose. Radiology. 2008; 249(3): 872-877.

52) Kondo H, Kanematsu M, Goshima S, et al. Body size indexes for optimizing iodine dose for aortic and hepatic enhancement at multidetector CT: comparison of total body weight, lean body weight, and blood volume. Radiology. 2010; 254(1): 163-169.

pCOP の変換係数の算出方法

三井 宏太

　変換係数の算出には，マルチエナジー CT ファントム（Gammex 社）[1] を使用した。頭部を想定したためファントム径は φ 160 mm とし，頭蓋骨を模擬した合成ゴム 5 mm でファントム周囲を覆った。また，ヨード含有量の異なる 5 つのヨードインサート（0，2，5，10，15 mgI / mL）をマルチエナジー CT ファントム内にランダムに配置し，頭部 CTA と同様の撮影および再構成を行った。各インサートの CT 値とヨード含有量から変換係数を算出し，その平均値を使用 CT 装置における変換係数とした（**図 1**）。

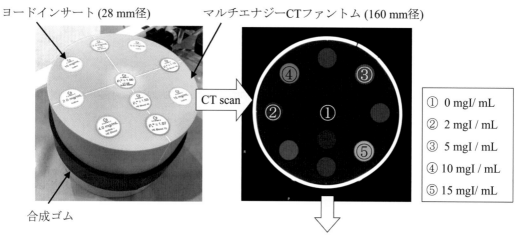

ヨードインサート (28 mm径)　　　マルチエナジーCTファントム (160 mm径)

CT scan

① 0 mgI/ mL
② 2 mgI / mL
③ 5 mgI / mL
④ 10 mgI / mL
⑤ 15 mgI/ mL

合成ゴム

$$変換係数\ (HU / mgI) = \frac{ヨードインサート内のCT値\ (HU)}{ヨード含有量\ (mgI)}$$

図 1　マルチエナジー CT ファントムを使用した変換係数の算出例

pCOP は，実施設の CT 装置用に調整する必要があるため，必ず変換係数（HU / mgI）を算出する。頭部用の測定には φ 160 mm のマルチエナジー CT ファントムを使用し，頭部 CTA と同様の撮影条件で 3 回撮影した。Filter backed projection で再構成後，ランダムに配置したヨードインサート内の CT 値を測定し，変換係数：28.3 HU / mgI を算出した。

1) Jacobsen MC, Cressman ENK, Tamm EP, et al. Dual-energy CT: lower limits of iodine detection and quantification. Radiology. 2019;292(2):414-419.

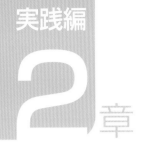

冠動脈 CT アンジオグラフィ の最適な造影

松本　頼明 （土谷総合病院　放射線室，現　広島大学病院　画像診断部門）

立神　史稔 （広島大学大学院　医系科学研究科　放射線診断学研究室）

1　はじめに

　2004 年に 64 列 CT が登場してから，CT による非侵襲的な冠動脈の形態評価が可能となった [1]。冠動脈 CT アンジオグラフィ（CT angiography: CTA）は血管内腔のみならず，プラークの存在や性状を含めた壁の状態が評価でき [2]，その診断精度が高いことから [3, 4]，現在，冠動脈疾患を診断するための重要な非侵襲的モダリティとなっている [5, 6]。

2　最適な造影効果と課題

　冠動脈の狭窄病変を正確に検出するには，血管内の CT 値を必要十分な値に，一定時間，保つ必要がある。例えば，CT 値が 500 Hounsfield units（HU）を超えると，細い血管において過大評価をもたらし [7]，さらに血管内の高い CT 値に起因するビームハードニング効果によりプラークの CT 値が変動し診断に影響を及ぼす [8, 9]。また，高い造影効果のため内腔と石灰化との判別も難しくなる [7, 10]。逆に，CT 値が 350 HU を下回ると，狭窄の過大評価につながるとの報告がなされている [7]。別の論文でも 300 HU 程度の低い造影効果は一部の診断に支障をきたすと報告されている [11]。さらに，ワークステーション上での三次元画像の構築の容易さという観点からも低い造影効果は望まれない。以上を勘案すると，冠動脈 CTA における最適な造影効果は 400 HU 程度と考えられる [7, 11]。しかし，冠動脈 CTA の造影効果は患者因子（体重，身長，心機能など），造影剤因子（造影剤量，造影剤注入速度など），CT 撮影因子（撮影タイミング，撮影速度など）が複合的に関与するため，全ての患者において最適な造影効果を得ることは容易ではない [12]。とりわけ患者因子，なかでも CT での動脈の造影効果に有意に関連する体格と心拍出量 [13~19] を制御す

ることは極めて困難である。以上より，冠動脈 CTA の検査の実施にあたっては，患者間の造影効果のばらつきをいかに減少させるかが課題の一つであった。

3　従来の標準的な造影法

前述した通り，冠動脈 CTA の造影効果に影響を及ぼす因子は数多く存在する[12]。そのなかで，冠動脈 CTA の造影剤量（ヨード量）については，現在，患者の体重に基づいて決定することが一般的である[20]。

冠動脈 CTA の造影剤量は胸腹部 CT や肝ダイナミック CT などの造影検査と比較して少量であり[21, 22]，かつ心臓の最も近位部で動脈のファーストパスを捉えなければならない。そのため，冠動脈 CTA において体重のみに基づく造影プロトコルは，心拍出量の影響を受けやすく，患者間の造影効果に差が生じやすい[14, 15, 23, 24]。**図 1** に，体重に基づく同一のプロトコル（245 mgI/kg，12 秒注入，ボーラストラッキング法）で造影したにもかかわらず，患者間の心拍出量が著しく異なるため造影効果に大きなばらつきを認めた症例を示す。このような心拍出量の違いに起因する造影効果のばらつきは日常的に経験される。

一方で，心拍出量が同じで，体重もほぼ同等であったとしても，患者間の身長が大きく異なると，先程と同様に造影効果が異なる場合がある（**図 2**）。これは，体重のみでは，造影効果に関与する細胞外液量を正確に推定できないためである。したがって，体重だけで

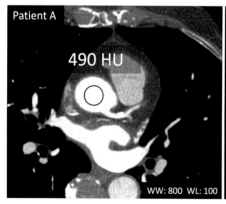
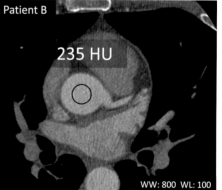

Patient A		Patient B	
Cardiac output	: 2.2 L/min	Cardiac output	: 6.5 L/min
Body weight	: 50 kg	Body weight	: 67 kg
Height	: 150 cm	Height	: 170 cm
Body mass index	: 22.2	Body mass index	: 23.2

図 1　心拍出量が異なる症例

左図の患者 A の心拍出量は 2.2 L/min と低く，上行大動脈の CT 値は 490 HU を示した。対照的に右図の患者 B の心拍出量は 6.5 L/min と高く，CT 値は 235 HU を示した。

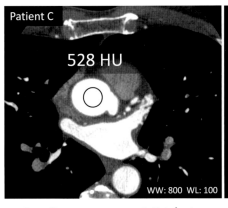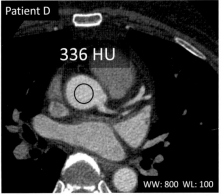

Patient C
528 HU
WW: 800 WL: 100

Cardiac output	: 3.5 L/min
Body weight	: 55 kg
Height	: 153 cm
Body mass index	: 23.5

Patient D
336 HU
WW: 800 WL: 100

Cardiac output	: 3.5 L/min
Body weight	: 56 kg
Height	: 177 cm
Body mass index	: 17.8

図 2　体格が異なる症例
左図の患者 C と右図の患者 D の心拍出量と体重はほぼ同じであったが，身長差が 24 cm あり，
従来の造影法では体格の違いをキャンセルすることができず，CT 値に 192 HU の差が生じた。

造影剤量を決める従来の造影法は，簡便かつ合理的な方法ではあるものの [20]，患者間の造影効果の差を減少させるには限界があると言える。従来の造影法で冠動脈 CTA を施行した造影効果のばらつき（CT 値の標準偏差）は，およそ 70 HU であることがわかっている [22, 25~27]。最適な造影効果を 350 HU 以上 500 HU 未満 [7~11] と定義すると，造影効果に関する成功率は約 70%，すなわち約 30% は最適な造影効果の取得に失敗している計算になる。

4　pCOP の有用性の検証

　われわれは冠動脈 CTA において pCOP を使用した場合の患者間の造影効果のばらつきの減少を調査するために，単施設による無作為化比較試験を行った [26]。
　対象は 2017 年 3 月から 2018 年 1 月の間に冠動脈 CTA を受けた外来患者 295 名（男性 168 名，女性 127 名，年齢中央値 71 歳）とした。患者を pCOP 群または体重により造影剤を決定する体重群に無作為に割り付けた。pCOP 群（n = 150）の造影剤量は pCOP にスキャン直前の体重，身長，心拍出量を入力し決定した。心拍出量は測定値がリアルタイムで表示される非侵襲的心血管モニター（Aesculon mini; Ospyka Medical）を患者に装着し，連続データの平均値を取得した [28, 29]。pCOP の主要な設定パラメータは目標 CT 値：400 HU，標的臓器：上行大動脈，造影効果持続時間：8 秒とした。一方，

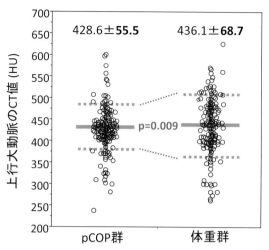

図 3　pCOP 群と体重群における上行大動脈の CT 値の分布

　ドットプロットは pCOP 群（428.6 ± 55.5 HU）および体重群（436.1 ± 68.7 HU）における上行大動脈の CT 値を示す。実線は平均値を表し，破線は標準偏差を表す。pCOP 群の標準偏差は，体重群より有意に小さくなった（p = 0.009）。

体重群（n = 145）の造影剤量は冠動脈 CTA において最も標準的なヨード量である 245 mgI/kg とした [7, 25, 30]。両群とも造影剤を原則，右肘正中静脈から 12 秒間注入し，生理食塩水 20 mL で後押しした [27]。64 列 CT 装置を使用して全ての患者をレトロスペクティブ心電図同期撮影した。管電圧は 100 kV とし，ボーラストラッキング法にて撮影を開始した [25]。

　造影効果の安定性を評価するために，左冠動脈起始部レベルの上行大動脈および遠位冠動脈（segment 3, 7 および 13）の CT 値を測定した。主要評価項目は上行大動脈における CT 値の標準偏差とし，F 検定で比較した。また，同等性マージン 70 HU [22, 25~27] にて群間の CT 値に関して同等性試験を行った [31]。副次的評価項目は冠動脈 CTA における診断的に許容できる CT 値（350～500 HU）[7~11] の割合とし，χ二乗検定にて比較した。さらに，遠位冠動脈においても CT 値の標準偏差を比較した。

　無作為化比較試験の結果として，患者背景は体重を除く，年齢，性別，身長，body mass index，心拍数，心拍出量などの全ての項目において群間に有意差を認めなかった。pCOP 群の造影剤量（ヨード量）は体重群より有意に少なかった（235.7 mgI/kg vs. 253.6 mgI/kg, p < 0.001）。これに伴い，造影剤の注入速度は pCOP 群で低い傾向にあったが，その差は有意ではなかった（3.4 mL/s vs. 3.6 mL/s, p = 0.056）。上行大動脈の CT 値は pCOP 群および体重群でそれぞれ，428.6 ± 55.5 HU vs. 436.1 ± 68.7 HU であり，所定の同等性マージンの範囲内であった（群間の差の 95% 信頼区間：− 4.3 ～16.9 HU）。主要評価項目である CT 値の標準偏差は pCOP 群が体重群より有意に小さかった（p = 0.009）（図 3）。許容 CT 値の割合は pCOP 群が有意に高かった（84.7%

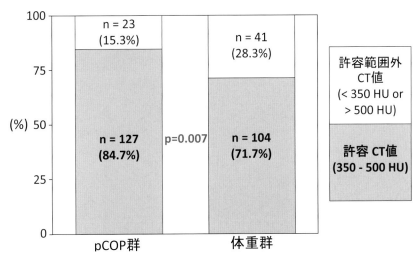

図4　pCOP群と体重群における、診断的に許容できるCT値を示す患者の割合

　診断的に許容できるCT値の割合はpCOP群（84.7%）が体重群（71.7%）より有意に高かった（p = 0.007）。

表1　遠位冠動脈におけるCT値の比較

	pCOP群	体重群
Segment 3	392.5 ± 74.1	404.3 ± 84.6
Segment 7	387.3 ± 65.1	396.0 ± 76.9
Segment 13	390.9 ± 65.2	400.5 ± 80.3

　遠位冠動脈のCT値は上行大動脈のCT値と相関する可能性があるため[25]，複数の観察による統計学的誤差を回避する目的で，あえて有意差検定を行っていないが[32]，各segmentのCT値の標準偏差は上行大動脈と同様にpCOP群の方が小さくなった。

vs. 71.7%，p = 0.007）（**図4**）。遠位冠動脈におけるCT値の標準偏差も上行大動脈と同様にpCOP群の方が体重群より小さかった（**表1**）。

　この研究から得られた知見は大きく三点ある。まず，pCOPを用いると冠動脈内の造影効果が近位部から遠位部まで安定化したことである。これはpCOPにより，体格と心拍出量[13〜19]の影響を最小限に抑えることができたことを意味する。**図5**にpCOPにより最適な造影効果が得られた症例を提示する。次に，冠動脈CTAに最適な造影効果の割合，すなわち検査成功率が有意に高まったことである。pCOPは標的臓器・血管におけるCT値を診断的に最適な範囲内に調整することが可能であり，臨床的に有用である。最後に，造影剤量（ヨード量）が有意に減少したことである。これはpCOPが造影剤の過剰投与を

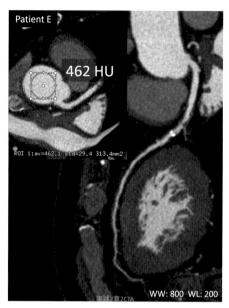

図 5　心拍出量が高いため標準的なヨード量（245 mgI/kg）では造影不良が予測される一例

　　患者 E，80 歳台女性，身長 152 cm，体重 48 kg，心拍出量 6.8 L/min。pCOP は必要ヨード量 465 mgI/kg を算出した。12 秒注入した結果，上行大動脈での CT 値 462 HU が獲得された。

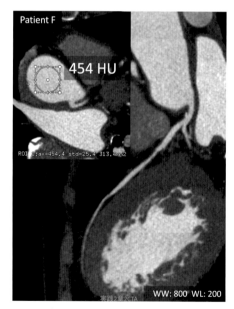

図 6　腎機能が不良であったが，少ないヨード量で最適な造影効果を達成できた一例

　　患者 F，70 歳台女性，腎機能中等度から高度低下（推算糸球体濾過量 36 mL/min/1.73 m²）。身長 148 cm，体重 77 kg と肥満体型ではあるが，心拍出量が 2.5 L/min と低く，pCOP は投与ヨード量 163 mgI/kg を算出した。標準より少ないヨード量で腎臓に過度な負担をかけることなく，上行大動脈の CT 値 454 HU が達成できた。

回避できる可能性を示唆する。造影剤量の減少は腎機能障害を有する患者にとって有益である（**図6**）。しかし，pCOP はあくまでも造影効果の均一化を目的としており，最適な造影効果を得るには従来法より多くの造影剤量を必要する場合もあることに注意しなければならない。

参考文献

1) Cademartiri F, Maffei E, Notarangelo F, et al. 64-slice computed tomography coronary angiography: diagnostic accuracy in the real world. Radiol Med. 2008;113 (2):163-180.

2) Schroeder S, Kopp AF, Baumbach A, et al. Noninvasive detection and evaluation of atherosclerotic coronary plaques with multislice computed tomography. J Am Coll Cardiol. 2001;37(5):1430-1435.

3) Mollet NR, Cademartiri F, van Mieghem CA, et al. High-resolution spiral computed tomography coronary angiography in patients referred for diagnostic conventional coronary angiography. Circulation. 2005;112(15):2318-2323.

4) Budoff MJ, Dowe D, Jollis JG, et al. Diagnostic performance of 64-multidetector row coronary computed tomographic angiography for evaluation of coronary artery stenosis in individuals without known coronary artery disease: results from the prospective multicenter ACCURACY (Assessment by Coronary Computed Tomographic Angiography of Individuals Undergoing Invasive Coronary Angiography) trial. J Am Coll Cardiol. 2008;52(21):1724-1732.

5) Mowatt G, Cook JA, Hillis GS, et al. 64-Slice computed tomography angiography in the diagnosis and assessment of coronary artery disease: systematic review and meta-analysis. Heart. 2008;94(11):1386-1393.

6) Sun Z, Ng KH. Diagnostic value of coronary CT angiography with prospective ECG-gating in the diagnosis of coronary artery disease: a systematic review and meta-analysis. Int J Cardiovasc Imaging. 2012;28(8):2109-2119.

7) Fei X, Du X, Yang Q, et al. 64-MDCT coronary angiography: phantom study of effects of vascular attenuation on detection of coronary stenosis. AJR Am J Roentgenol. 2008;191(1):43-49.

8) Cademartiri F, Mollet NR, Lemos PA, et al. Higher intracoronary attenuation improves diagnostic accuracy in MDCT coronary angiography. AJR Am J Roentgenol. 2006;187(4):W430-433.

9) Cademartiri F, La Grutta L, Runza G, et al. Influence of convolution filtering on coronary plaque attenuation values: observations in an ex vivo model of multislice computed tomography coronary angiography. Eur Radiol. 2007;17(7):1842-1849.

10) Becker CR, Hong C, Knez A, et al. Optimal contrast application for cardiac 4-detector-row computed tomography. Invest Radiol. 2003;38(11):690-694.

11) Utsunomiya D, Tanaka R, Yoshioka K, et al. Relationship between diverse patient body size- and image acquisition-related factors, and quantitative and qualitative image quality in coronary computed tomography angiography: a multicenter observational study. Jpn J Radiol. 2016;34(8):548-555.

12) Bae KT. Intravenous contrast medium administration and scan timing at CT: considerations and approaches. Radiology. 2010;256(1):32-61.

13) Bae KT, Heiken JP, Brink JA. Aortic and hepatic contrast medium enhancement at CT. Part I. Prediction with a computer model. Radiology. 1998;207(3):647-655.

14) Bae KT, Heiken JP, Brink JA. Aortic and hepatic peak enhancement at CT: effect of contrast medium injection rate--pharmacokinetic analysis and experimental porcine model. Radiology. 1998;206(2):455-464.

15) Bae KT, Heiken JP, Brink JA. Aortic and hepatic contrast medium enhancement at CT. Part II. Effect of reduced cardiac output in a porcine model. Radiology. 1998;207(3):657-662.

16) Bae KT. Optimization of contrast enhancement in thoracic MDCT. Radiol Clin North Am. 2010;48(1):9-29.

17) Bae KT, Heiken JP. Scan and contrast administration principles of MDCT. Eur Radiol. 2005;15 Suppl 5:E46-59.

18) Fleischmann D. How to design injection protocols for multiple detector-row CT angiography (MDCTA). Eur Radiol. 2005;15 Suppl 5:E60-65.

19) Fleischmann D. CT angiography: injection and acquisition technique. Radiol Clin North Am. 2010;48(2):237-247, vii.

20) Bae KT, Seeck BA, Hildebolt CF, et al. Contrast enhancement in cardiovascular MDCT: effect of body weight, height, body surface area, body mass index, and obesity. AJR Am J Roentgenol. 2008;190(3):777-784.

21) Awai K, Kanematsu M, Kim T, et al. The Optimal Body Size Index with Which to Determine Iodine Dose for Hepatic Dynamic CT: A Prospective Multicenter Study. Radiology. 2016;278(3):773-781.

22) Tatsugami F, Kanamoto T, Nakai G, et al. Reduction of the total injection volume of contrast material with a short injection duration in 64-detector row CT coronary angiography. Br J Radiol. 2010;83(985):35-39.

23) Higaki T, Nakaura T, Kidoh M, et al. Effect of contrast material injection duration on arterial enhancement at CT in patients with various cardiac indices: Analysis using computer simulation. PLoS One. 2018;13(2):e0191347.

24) Kidoh M, Nakaura T, Funama Y, et al. Paradoxical Effect of Cardiac Output on Arterial Enhancement at Computed Tomography: Does Cardiac Output Reduction Simply Result in an Increase in Aortic Peak Enhancement? J Comput Assist Tomogr. 2017;41(3):349-353.

25) Nakaura T, Awai K, Yanaga Y, et al. Low-dose contrast protocol using the test bolus technique for 64-detector computed tomography coronary angiography. Jpn J Radiol. 2011;29(7):457-465.

26) Matsumoto Y, Higaki T, Masuda T, et al. Minimizing individual variations in

arterial enhancement on coronary CT angiographs using "contrast enhancement optimizer": a prospective randomized single-center study. Eur Radiol. 2019;29 (6):2998-3005.

27) Masuda T, Funama Y, Nakaura T, et al. Radiation Dose Reduction at Low Tube Voltage CCTA Based on the CNR Index. Acad Radiol. 2018.

28) Blohm ME, Obrecht D, Hartwich J, et al. Impedance cardiography (electrical velocimetry) and transthoracic echocardiography for non-invasive cardiac output monitoring in pediatric intensive care patients: a prospective single-center observational study. Crit Care. 2014;18(6):603.

29) Hsu KH, Wu TW, Wang YC, et al. Hemodynamic reference for neonates of different age and weight: a pilot study with electrical cardiometry. J Perinatol. 2016;36(6):481-485.

30) Yamamuro M, Tadamura E, Kanao S, et al. Coronary angiography by 64-detector row computed tomography using low dose of contrast material with saline chaser: influence of total injection volume on vessel attenuation. J Comput Assist Tomogr. 2007;31(2):272-280.

31) Piaggio G, Elbourne DR, Pocock SJ, et al. Reporting of noninferiority and equivalence randomized trials: extension of the CONSORT 2010 statement. JAMA. 2012;308(24):2594-2604.

32) Gonen M, Panageas KS, Larson SM. Statistical issues in analysis of diagnostic imaging experiments with multiple observations per patient. Radiology. 2001;221 (3):763-767.

胸腹部 CT アンジオグラフィの最適な造影

舛田　隆則　(土谷総合病院　放射線室，現　川崎医療福祉大学　医療技術学部診療放射線技術学科)

立神　史稔　(広島大学大学院　医系科学研究科放射線診断学研究室)

1　はじめに

　大動脈解離や大動脈瘤のような大動脈疾患診断において，胸腹部 CT アンジオグラフィ (CT angiography: CTA) 検査は，臨床上，欠くことのできない非侵襲的診断法である[1]。大動脈瘤の治療は，過去には大動脈瘤を切開して人工血管を縫い付ける人工血管置換術が主流であったが，近年，カテーテルを介して折りたたんだ人工血管を大動脈内に挿入し，その内側で広げて固定するステントグラフト術の適応が拡大しつつある[2, 3]。このため，現在では，胸腹部 CTA 検査は単なる診断法としての位置付けから，治療支援画像を提供する検査法へとシフトしつつある。今後は，胸腹部 CTA の撮影法や造影法の最適化が課題である。

2　胸腹部 CTA において評価すべき臨床的事項

　大動脈瘤の診断では，瘤の存在とその位置，形態，長径および短径，壁在血栓の有無，主要分枝や周囲臓器との関係，石灰化等の情報が必要である。

　大動脈解離の診断では，解離の範囲，特に上行大動脈の解離の有無，偽腔の血流状態，内膜裂孔の有無とその位置，大動脈主要分枝や大動脈弁への解離の波及，切迫破裂の有無，心タンポナーデの有無，石灰化，Adamkiewicz 動脈の起始位置等の情報が必要である。さらに，血栓閉塞型大動脈解離においては，血栓化偽腔内の部分的欠損像である ulcer like projection の有無とその位置・数・形態の評価も必要である[4]。

　ステントグラフトは，留置する部位により，胸部であれば thoracic endovascular aortic repair（TEVAR），腹部であれば endovascular aortic repair（EVAR）と呼ばれ

る。TEVAR/EVAR の適応と留置計画には，瘤の存在部位と中枢側および末梢側の大動脈径と性状（屈曲・蛇行，石灰化，壁在血栓の有無と程度），瘤と主要分枝の位置関係と距離（胸部大動脈では弓部分枝との距離，腹部大動脈では低位腎動脈との距離），アクセスルートである腸骨動脈～総大腿動脈の血管径と性状（屈曲・蛇行，石灰化，壁在血栓の有無と程度）等が重要である [5]。一方，TEVAR/EVAR 術後では瘤径の変化，エンドリーク，開存性，ずれや破損の有無が重要となる。特にエンドリークの種類を鑑別することはその後の治療方針を決定するため重要である [6]。

3　最適な造影効果

大動脈疾患を正確に診断するためには，血管腔を十分満たす CT 値での検査が必要である。胸腹部 CTA では 300 HU から 350 HU を最適な CT 値としている報告が多い [7~10]。しかし，胸腹部 CTA では，広範囲スキャンや動脈瘤の位置や大きさによって血液と造影剤での希釈の度合いが変化するため，全ての患者において最適な造影効果を得ることは容易ではない。

4　従来の標準的な造影法

胸腹部 CTA の造影剤量（ヨード量）については，造影剤量固定法（70 mL ~ 120 mL），注入レート一定法（2.5 mL/s ~ 5.0 mL/s），注入時間（14 sec ~ 30 sec），高濃度造影剤（320 mgI ~ 400 mgI）を使用した報告が多い [11~20]。血液量と体重が強い相関関係を示すため [21]，患者の体重に基づいて造影剤量を決定することが一般的である。また，造影剤注入時間の短い検査と比較し，造影剤注入時間の長い検査のほうが，心拍出量の影響を受けやすく，患者間の造影効果に変化が生じやすい [22]。体重に基づく同一のプロトコル（570 mgI/kg，30 秒注入，ボーラストラッキング法）で造影したにもかかわらず，患者間の心拍出量が著しく異なるため造影効果に大きなばらつきを認めた症例を示す（図 1）。また，心拍出量，体重もほぼ同等であるが，造影効果が異なる症例を示す（図 2）。体重だけで造影剤量を決める従来の造影法は，簡便な方法ではあるものの [21]，様々な患者因子（体重，身長，心機能など）が造影効果に影響するため，患者間の造影効果の差を減少させるには限界がある。

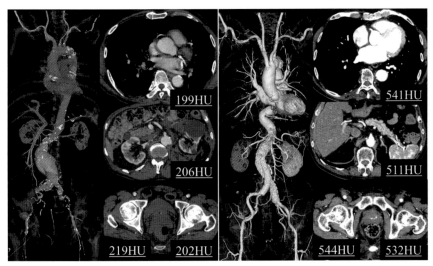

Cardiac output : 5.2 L/min
Body weight: 60 kg
Height: 163 cm

Cardiac output : 2.5 L/min
Body weight: 65 kg
Height: 167 cm

図1　心拍出量が異なる症例

　左図の患者の心拍出量は 5.2 L/min と高く，上行大動脈起始部の CT 値は 199 HU，腹腔動脈起始部の CT 値は 206 HU，左右総腸骨動脈は 219 HU と 202 HU を示した。対照的に右図の患者の心拍出量は 2.5 L/min と高く，上行大動脈起始部の CT 値は 541 HU，腹腔動脈起始部の CT 値は 511 HU，左右総腸骨動脈は 544 HU と 532 HU を示した。

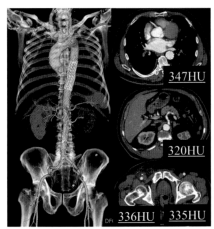

Cardiac output : 3.2 L/min
Body weight: 78 kg
Height: 168 cm

Cardiac output : 3.1 L/min
Body weight: 79 kg
Height: 176 cm

図2　体格が異なる症例

　左図の患者と右図の患者の心拍出量と体重はほぼ同じであったが，上行大動脈起始部，腹腔動脈起始部，左右総腸骨動脈の CT 値に 50 HU 以上の差を認めた。

表 1　患者背景と造影プロトコルと各 CT 値の比較

	pCOP 群	体重群	p 値
年齢（years）	72.3 ± 11.9	71.1 ± 12.4	0.63
身長（cm）	163.5 ± 8.9	163.2 ± 8.3	0.84
体重（kg）	62.6 ± 13.1	63.4 ± 15.1	0.74
心拍出量（L/min）	3.6 ± 0.9	3.9 ± 1.3	0.14
スキャン開始時間（sec）	39.4 ± 5.0	38.0 ± 4.2	0.13
造影剤注入速度（mL/s）	3.0 ± 0.3	3.1 ± 0.3	0.03
ヨード量（mgI/kg）	480.8 ± 78.9	501.1 ± 53.4	0.03
大動脈起始部 CT 値（HU）	380.3 ± 59.4	371.4 ± 69.8	0.26
腹腔動脈起始部 CT 値（HU）	382.4 ± 62.3	363.8 ± 71.3	0.23
平均総腸骨動脈 CT 値（HU）	380.1 ± 59.0	357.6 ± 85.8	0.14

5　pCOP の有用性の検証

　対象は 2020 年 4 月から 2020 年 12 月の間に胸腹部 CTA を受けた外来患者 100 名（男性 57 名，女性 43 名，年齢中央値 71 歳）とした。患者を，pCOP 群または体重により造影剤を決定する体重群に無作為に割り付けた。pCOP 群（n = 50）の造影剤量は pCOP にスキャン直前の体重，身長，心拍出量を入力し決定した。心拍出量は測定値がリアルタイムで表示される非侵襲的心血管モニター（Aesculon mini; Ospyka Medical）を患者に装着し，連続データの平均値を取得した [23, 24]。pCOP の主要な設定パラメータは目標 CT 値：400 HU，標的臓器：上行大動脈と下行大動脈，造影効果持続時間：16 秒とした。一方，体重群（n = 50）の造影剤量は，ヨード量に換算して 570 mgI/kg とした。両群とも造影剤を右肘正中静脈から 30 秒間注入し，生理食塩水 20 mL で後押しした [25]。CT 装置は 64 列 MDCT 装置（Lightspeed VCT）を使用し，管電圧は 100 kV，管電流は auto exposure control（Noise Index 10），ヘリカルピッチ 0.984，管球回転速度 0.5 s/rot を使用しヘリカルスキャンを行った。撮影タイミングはボーラストラッキング法を使用し，腹腔動脈起始部の下行大動脈に関心領域を設定し，CT 値が 200 HU に達した時点で撮影を開始した。

　定量評価としては，両群での上行大動脈起始部，腹腔動脈起始部，左右総腸骨動脈レベ

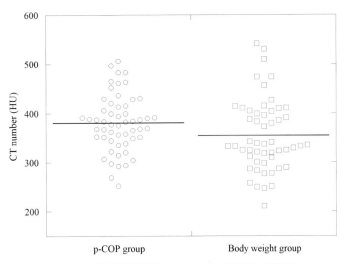

図 3　総腸骨動脈レベルでの CT 値の比較

ドットプロットは pCOP 群（380.1 ± 59.0 HU）および体重群（357.6 ± 85.8 HU）における左右平均の総腸骨動脈 CT 値を示す。実線は平均値を示す。pCOP 群で高い CT 値を示したが統計学的には有意差を認めなかった。

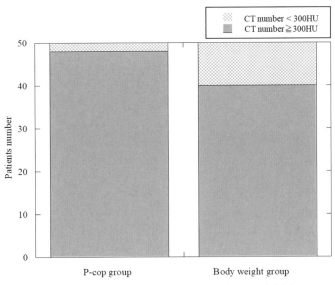

図 4　CT 値 300 HU 以上の許容 CT 値割合

診断的に許容できる CT 値 300 HU に達する割合は pCOP 群（96%）が体重群（75%）と比較し有意に高かった（p < 0.05）。

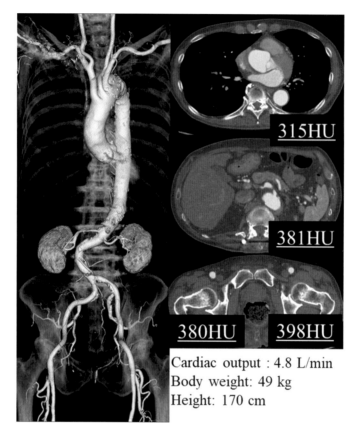

図5　pCOP により最適な造影効果が得られた症例

　　　心拍出量が高いため体重基準でのヨード量（558 mgI/kg）設定では造影不良が予測される一例。70 歳台女性，身長 170 cm，体重 49 kg，心拍出量 4.8 L/min。pCOP は必要ヨード量 635 mgI/kg を算出した。30 秒注入した結果，上行大動脈起始部の CT 値は 315 HU，腹腔動脈起始部の CT 値は 381 HU，左右総腸骨動脈は 380 HU と 398 HU と診断可能な CT 値での検査が可能であった。

ルでの CT 値を計測した。定性評価としては，Adamkiewicz 動脈の描出において視覚評価を行った。主要評価項目としては左右総腸骨動脈レベルの CT 値における標準偏差とし，F 検定で両群を比較した。副次的評価項目としては胸腹部 CTA における診断的に許容できる CT 値（300 HU 以上）の症例の割合と Adamkiewicz 動脈の描出率について，χ 二乗検定にて比較した。

　患者背景は，年齢，性別，身長，体重，心拍出量などの全ての項目において両群間に有意差を認めなかった（**表1**）。主要評価項目である pCOP 群の造影剤量（ヨード量）は，体重群と比較し有意に低値であった（pCOP 群：480.8 mgI/kg；体重群：501.1 mgI/kg，p = 0.03）。造影剤の注入速度においても体重群と比較し pCOP 群で有意に低値であった（pCOP 群：2.9 mL/s；体重群：3.1 mL/s，p = 0.03）。左右総腸骨動脈レベルの CT 値は pCOP 群および体重群でそれぞれ，380.1 ± 59.0 HU；357.6 ± 85.8 HU であり，

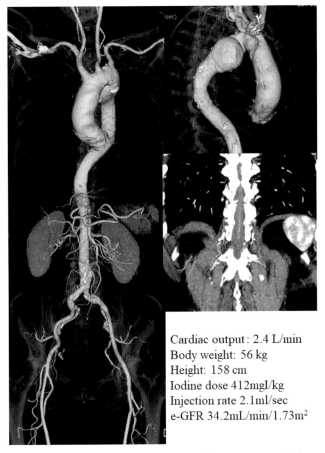

Cardiac output : 2.4 L/min
Body weight: 56 kg
Height: 158 cm
Iodine dose 412mgI/kg
Injection rate 2.1ml/sec
e-GFR 34.2mL/min/1.73m²

図 6　pCOP により造影剤量が低減できた症例

70 歳台女性，腎機能中等度から高度低下（推算糸球体濾過量 34.2 mL/min/1.73 m²）。身長 158 cm，体重 56 kg，心拍出量が 2.4 L/min と低く，pCOP は投与ヨード量 412 mgI/kg を算出。体重を基準とした造影プロトコルより少ないヨード量で Adamkiewicz 動脈の描出が可能であった。

pCOP 群で高い CT 値を示したが統計学的には有意差を認めなかった。（図 3）。副次的評価項目である許容 CT 値の割合は pCOP 群が有意に高かった（96.0% vs. 75.0%，p < 0.05）（図 4）。体重群と比較し pCOP 群で造影剤量が低量であったにもかかわらず Adamkiewicz 動脈の描出率において有意さを認めなかった（pCOP 群：74.0%；体重群：70.0%）。図 5 に pCOP により最適な造影効果が得られた症例を提示する。また，図 6 に pCOP により造影剤量が低減できた症例を提示する。

6　まとめ

　体格と心拍出量[8, 26~31] を考慮した pCOP を使用することにより，患者間における造影効果のばらつきを体重を基準とした従来法よりも小さく抑える可能性がある。特に，pCOP は撮影範囲が長い胸腹部大血管における CT 値を診断的に最適な範囲内に調整することが可能であり，臨床的に有用であった。pCOP は造影剤量や注入レートも低減できる可能性もある。胸腹部大動脈瘤や大動脈解離症例など腎機能が不良な症例が比較的多く，長期のフォローアップが必要となる症例も多いことから，造影剤量の減少は腎機能障害を有する患者にとって有用であろう。

参考文献

1) Balm R, Eikelboom BC, van Leeuwen MS, Noordzij J. Spiral CT-angiography of the aorta. European journal of vascular surgery. 1994;8(5):544-551.

2) Parodi JC, Palmaz JC, Barone HD. Transfemoral intraluminal graft implantation for abdominal aortic aneurysms. Annals of vascular surgery. 1991;5(6):491-499.

3) Dake MD, Miller DC, Semba CP, et al. Transluminal placement of endovascular stent-grafts for the treatment of descending thoracic aortic aneurysms. The New England journal of medicine. 1994;331(26):1729-1734.

4) 高本 眞, 石丸 新, 上田 裕, 他. 大動脈瘤・大動脈解離診療ガイドライン（2006 年改訂版）. Circulation journal : official journal of the Japanese Circulation Society. 2006;70:1569-1646.

5) Hayashi H, Kumazaki T. Multidetector-row CT evaluation of aortic disease. Radiation medicine. 2005;23(1):1-9.

6) Chaikof EL, Blankensteijn JD, Harris PL, et al. Reporting standards for endovascular aortic aneurysm repair. Journal of vascular surgery. 2002;35(5):1048-1060.

7) Halpern EJ, Levin DC, Zhang S, et al. Comparison of image quality and arterial enhancement with a dedicated coronary CTA protocol versus a triple rule-out coronary CTA protocol. Academic radiology. 2009;16(9):1039-1048.

8) Bae KT, Heiken JP, Brink JA. Aortic and hepatic contrast medium enhancement at CT. Part I. Prediction with a computer model. Radiology. 1998;207(3):647-655.

9) Yoshioka K, Niinuma H, Ohira A, et al. MR angiography and CT angiography of the artery of Adamkiewicz: noninvasive preoperative assessment of thoracoabdominal aortic aneurysm. Radiographics : a review publication of the Radiological Society of North America, Inc. 2003;23(5):1215-1225.

10) Utsunomiya D, Yamashita Y, Okumura S, et al. Demonstration of the

Adamkiewicz artery in patients with descending or thoracoabdominal aortic aneurysm: optimization of contrast-medium application for 64-detector-row CT angiography. European radiology. 2008;18(11):2684-2690.

11) Blanke P, Bulla S, Baumann T, et al. Thoracic aorta: prospective electrocardio-graphically triggered CT angiography with dual-source CT--feasibility, image quality, and dose reduction. Radiology. 2010;255(1):207-217.

12) Sommer WH, Becker CR, Haack M, et al. Time-resolved CT angiography for the detection and classification of endoleaks. Radiology. 2012;263(3):917-926.

13) Lehmkuhl L, Andres C, Lücke C, et al. Dynamic CT angiography after abdominal aortic endovascular aneurysm repair: influence of enhancement patterns and optimal bolus timing on endoleak detection. Radiology. 2013;268(3):890-899.

14) Higashigaito K, Schmid T, Puippe G, et al. CT Angiography of the Aorta: Prospective Evaluation of Individualized Low-Volume Contrast Media Protocols. Radiology. 2016;280(3):960-968.

15) Hinzpeter R, Eberhard M, Gutjahr R, et al. CT Angiography of the Aorta: Contrast Timing by Using a Fixed versus a Patient-specific Trigger Delay. Radiology. 2019;291(2):531-538.

16) Halpern EJ. Triple-rule-out CT angiography for evaluation of acute chest pain and possible acute coronary syndrome. Radiology. 2009;252(2):332-345.

17) Yoshioka K, Niinuma H, Ehara S, et al. MR angiography and CT angiography of the artery of Adamkiewicz: state of the art. Radiographics : a review publication of the Radiological Society of North America, Inc. 2006;26 Suppl 1:S63-73.

18) Cademartiri F, Raaijmakers RH, Kuiper JW, et al. Multi-detector row CT angiography in patients with abdominal angina. Radiographics : a review publication of the Radiological Society of North America, Inc. 2004;24(4):969-984.

19) Pieroni S, Foster BR, Anderson SW, et al. Use of 64-row multidetector CT angiography in blunt and penetrating trauma of the upper and lower extremities. Radiographics : a review publication of the Radiological Society of North America, Inc. 2009;29(3):863-876.

20) Tillich M, Hausegger KA, Tiesenhausen K, et al. Helical CT angiography of stent-grafts in abdominal aortic aneurysms: morphologic changes and complications. Radiographics : a review publication of the Radiological Society of North America, Inc. 1999;19(6):1573-1583.

21) Bae KT, Seeck BA, Hildebolt CF, et al. Contrast enhancement in cardiovascular MDCT: effect of body weight, height, body surface area, body mass index, and obesity. AJR American journal of roentgenology. 2008;190(3):777-784.

22) Masuda T, Nakaura T, Funama Y, et al. Aortic and Hepatic Contrast Enhancement During Hepatic-Arterial and Portal Venous Phase Computed Tomography Scanning: Multivariate Linear Regression Analysis Using Age, Sex, Total Body Weight, Height, and Cardiac Output. Journal of computer assisted tomography. 2017;41(2):309-314.

23) Blohm ME, Obrecht D, Hartwich J, et al. Impedance cardiography (electrical

velocimetry) and transthoracic echocardiography for non-invasive cardiac output monitoring in pediatric intensive care patients: a prospective single-center observational study. Crit Care. 2014;18(6):603.

24) Hsu KH, Wu TW, Wang YC, et al. Hemodynamic reference for neonates of different age and weight: a pilot study with electrical cardiometry. J Perinatol. 2016;36(6):481-485.

25) Masuda T, Funama Y, Nakaura T, et al. Radiation Dose Reduction at Low Tube Voltage CCTA Based on the CNR Index. Acad Radiol. 2018.

26) Bae KT, Heiken JP, Brink JA. Aortic and hepatic peak enhancement at CT: effect of contrast medium injection rate--pharmacokinetic analysis and experimental porcine model. Radiology. 1998;206(2):455-464.

27) Bae KT, Heiken JP, Brink JA. Aortic and hepatic contrast medium enhancement at CT. Part II. Effect of reduced cardiac output in a porcine model. Radiology. 1998;207(3):657-662.

28) Bae KT. Optimization of contrast enhancement in thoracic MDCT. Radiol Clin North Am. 2010;48(1):9-29.

29) Bae KT, Heiken JP. Scan and contrast administration principles of MDCT. Eur Radiol. 2005;15 Suppl 5:E46-59.

30) Fleischmann D. How to design injection protocols for multiple detector-row CT angiography (MDCTA). Eur Radiol. 2005;15 Suppl 5:E60-65.

31) Fleischmann D. CT angiography: injection and acquisition technique. Radiol Clin North Am. 2010;48(2):237-247, vii.

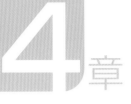

実践編

4章

肝ダイナミック CT の 最適な造影

松本　頼明 (土谷総合病院　放射線室，現　広島大学病院　画像診断部門)
中村　優子 (広島大学大学院　医系科学研究科放射線診断学研究室)

1　はじめに

　肝ダイナミック CT は，肝細胞癌をはじめとする腫瘍性病変の検出および性状分析のための重要な非侵襲的画像診断法である[1]。検査の実際にあたっては，肝臓の非造影相を撮影した後，造影剤を急速注入し肝動脈優位相（以下，動脈相）・門脈相・平衡相を撮影するのが一般的である[2, 3]。肝ダイナミック CT は肝臓特有の血行動態に加え，病変のパターンが豊富なため，検査の最適化や診断が比較的難しい領域である。これまでに，肝腫瘍性病変を対象として，造影法・撮影技術・診断能等について数多くの研究が行われてきた。本章では，臨床上，最も重要となる肝細胞癌を中心に造影効果を解説する。

2　最適な造影効果とヨード量

　肝ダイナミック CT に最適な造影効果は，各時相における目的の造影効果と密接に関係する投与ヨード量から導き出せる。**図 1** に肝ダイナミック CT における時間濃度曲線と各撮影時相を表す。

　まず，動脈相は中～低分化型肝細胞癌，いわゆる古典的肝細胞癌[3] などの多血性腫瘍やそれらを栄養する肝動脈が濃染する時相であり，多血性腫瘍の鑑別に重要である[4]。古典的肝細胞癌を有する患者を対象とした動脈相における腫瘍の描出能を検討した論文では，腫瘍の良好な描出には，腹部大動脈の造影効果は少なくとも 280 Hounsfield units（HU）（CT 値の絶対値ではなく，単純 CT からの CT 値の増分）必要であり 600 mgI/kg 程度のヨード量で達成し得ると報告されている[5]。

　門脈相は肝実質が強く濃染される時相であり，高分化型肝細胞癌や転移性肝腫瘍などの乏血性腫瘍の検出に有用である[1, 6]。門脈相において，肝実質の造影効果は少なくとも 50

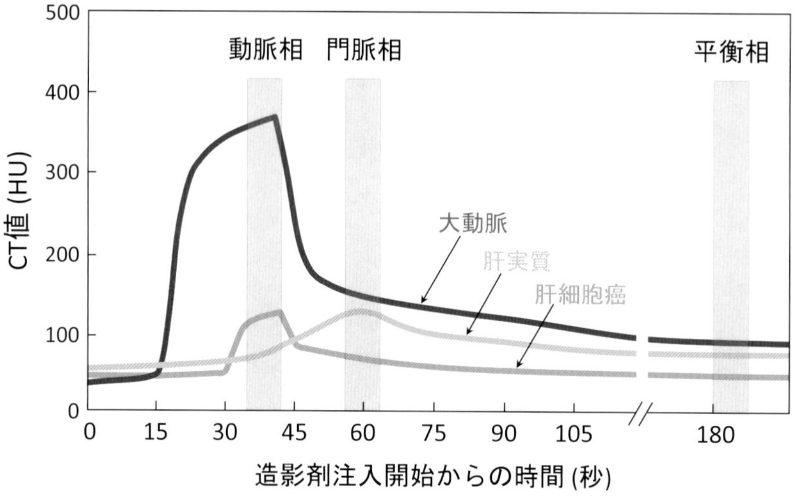

図1　肝ダイナミックCTにおける時間濃度曲線と各撮影時相

HU必要とされており[7)]，520 mgI/kgのヨード量で実現できる[7)]。また，動脈相における大動脈の描出能と門脈相における肝実質の濃染の双方を検討した論文では，600 mgI/kg以上のヨード量が必要と述べている[8)]。

そして，平衡相は大動脈および肝臓の時間濃度曲線がそれぞれピークを迎えた後に減衰してゆく過程であり，両者の時間濃度曲線が平行に走行する時間帯である[9)]。平衡相において肝細胞癌は，周囲肝実質と比較して相対的に低吸収域として描出されるため，診断に不可欠である[3)]。このように肝細胞癌は多時相で診断するため，平衡相に限定した造影効果のエビデンスは乏しいが，動脈相，門脈相，平衡相の3相において診断に必要なヨード量を検討した論文では，600 mgI/kgと結論付けている[10)]。

以上より，肝ダイナミックCTにおいて肝細胞癌を適切に診断するには，動脈相における大動脈の造影効果および門脈相における肝実質の造影効果は，それぞれ少なくとも280 HUと50 HU必要であり，それらは600 mgI/kg程度のヨード量で達成できる。

3　従来の標準的な造影法

肝ダイナミックCTの造影効果に関連する主要な因子は，患者因子，造影剤因子およびCT撮影因子である[11)]。

患者因子には，体格，心機能，肝機能などがあるが，なかでも体格は肝ダイナミックCTの造影効果に最も影響することから最も重要な因子である。体格に関する研究は多く，体重，body mass index（BMI），体表面積，除脂肪体重が検討されている[12)]。このうち体重は，2000年頃から現在に至るまで，ヨード量を決定するための体格指標として広く

使用されている [7, 8]。その理由は，標準体型の患者では，体重が，造影剤が分布する大血管や心臓などの血管腔の容積と比例するからである [13, 14]。しかし，肥満体型の患者では，造影剤の分布が少ない脂肪組織の割合が相対的に増えるため，体重に基づくヨード量の決定は造影剤の過剰投与を引き起こす [15]。近年，多施設共同研究において，体格指標の中で，除脂肪体重が肝ダイナミックCTの造影効果に最も相関すると報告された [16]。その後，われわれは，除脂肪体重に基づくヨード量の決定は肥満患者において，大動脈および肝実質の造影効果を損なうことなく，ヨード量を有意に低減できることを証明した [17]。さらに，除脂肪体重によるヨード量の決定は，血管および肝実質の造影効果のばらつきを減少できるとの報告もされている [18~20]。したがって，ヨード量を決定する体格指標は，標準体型（痩せ体型を含む）では体重，肥満体型では除脂肪体重と選択的に使用するのが妥当である。一方で，心機能 [21] や肝機能 [22, 23] も造影効果に影響するが，これらも考慮してヨード量を決定することは極めて難しい。

　造影剤因子には，ヨード量 [5, 7, 8, 10]，注入速度（注入時間）[5, 10, 13, 24~26]，造影剤濃度（浸透圧）[27~33]，造影剤注入開始後のスキャンディレイ [34~38] などがある。造影剤因子のうち，ヨード量については体格との関連において既に述べたので，注入時間，造影剤濃度およびスキャンディレイについて代表的な論文から考察する。

　適切な注入速度や注入時間を検討するには，コンピュータによる造影剤の体内動態シミュレーションが有用である [13, 26, 34, 39~42]。動脈相における多血性肝細胞癌の良好な描出のために最適な造影剤の注入時間をシミュレーションした論文では，ヨード量が 600 mgI/kg の場合，注入時間は 30 秒未満，ヨード量が 510 mgI/kg の場合でも注入時間は 25 秒未満が望ましいと結論付けている [5]。現時点でヨード量は 600 mgI/kg が標準であることから，注入時間は 30 秒程度が最適であると考えられる [5, 10]。

　造影剤濃度は一般的に使用される中濃度造影剤（300 mgI/mL）と高濃度造影剤（350 ～ 370 mgI/mL）を比較した研究が多く，それぞれに一長一短あることがわかっている [27~33]。実臨床においては，施設の実情に応じていずれの造影剤を使用しても問題ないであろう。

　肝ダイナミックCTにおける動脈相のスキャンディレイは，ボーラストラッキング法が有用であるとの報告が多い [37, 38, 43~46]。この中で，ボーラストラッキング法の詳細な設定について検討した論文は 2 報あり [35, 36]，いずれも多血性肝細胞癌患者を対象として，ディレイ時間を数段階に設定した前向き研究である。Sultana らは，腹部大動脈に関心領域を設置し，CT 値が 100 HU に達した 18 秒後に撮影すると，大動脈の造影効果および腫瘍と肝臓のコントラスト（tumor-to-liver contrast: TLC）が高くなると報告した [36]。また Goshima らは，胸部下行大動脈に関心領域を設置し，CT 値が 50 HU に達した 10 ～ 15 秒後に撮影すると，TLC が最も高くなると報告した [35]。この 2 報間の造影プロトコルや撮影プロトコルの違いを考慮すると，動脈相におけるボーラストラッキング法の設定は，腹部大動脈（腹腔動脈レベル）に関心領域を設置し，CT 値が 100 HU に達した 15 秒前

後に撮影するのが最適と考えられる。一方，門脈相や平衡相は，血管や肝実質の造影効果が経時的に緩やかに変化するため，スキャンディレイは動脈相ほど厳密でなくてよい。具体的に，門脈相は動脈相の約 20 ～ 40 秒後[35]，平衡相は造影剤の注入開始から約 3 分後に撮影すれば[9]，肝細胞癌を検出するための撮影目標は達成できる。

　CT 撮影因子には，主に管電圧が該当する。管電圧は造影効果をはじめ，画質や被ばく線量，さらにはヨード量にも大きく影響する[47]。しかし，管電圧の設定そのものはオペレーターが行う副次的な項目であり，本章では割愛する。なお，標準的な管電圧はおよそ 120 kV である。

　以上をまとめると，肝ダイナミック CT における標準的な造影法は，体重または除脂肪体重に基づくヨード量：およそ 600 mgI/kg，注入時間：30 秒程度，撮影開始時間：ボーラストラッキング法（関心領域：腹腔動脈レベルの腹部大動脈，閾値：100 HU 程度，スキャンディレイ：15 秒程度），管電圧：120 kV である。

4　pCOP の有用性の検証

　前述の通り，肝ダイナミック CT における最適な造影効果とそれを達成するためには多くの因子が複合的に関与する。したがって，体格指標のみでヨード量を決定する従来の方法で患者間の造影効果を一定にすることには限界がある。そこで，われわれは pCOP を使用することで肝ダイナミック CT における患者間の造影効果のばらつきが減少するか，無作為化比較試験による検証を行った[48]。

　対象は 2018 年 8 月から 2019 年 5 月の間に，肝腫瘍の精査目的で肝ダイナミック CT を受ける患者 130 名（男性 74 名，女性 56 名，年齢中央値 65 歳，範囲 20～87）とした。このうち 37 名が脂肪肝，4 名が高度肝硬変であった。また，放射線科医師による画像診断所見では，130 名のうち 74 名（56.9%）が腫瘍等の異常所見を有していた（肝細胞癌 5 名，胆管細胞癌 1 名，肝細胞腺腫 2 名，血管腫 17 名，動脈門脈シャント 22 名，限局性結節性過形成 2 名，肝嚢胞 25 名）。すべての患者を，pCOP（pCOP 群，n = 65）または体重（体重群，n = 65）でヨード量を決定する群に割り当てた。

　造影プロトコルは全例ヨード含有量 300 mgI/mL の造影剤[27~29]を 30 秒注入[5, 10]した。pCOP 群のヨード量は pCOP にスキャン直前の体重，身長，心拍出量を入力し決定した。心拍出量は測定値がリアルタイムで表示される非侵襲的心血管モニター（Aesculon mini；Ospyka Medical）から取得した[49, 50]。pCOP の主要な設定パラメータは目標 CT 値：300 HU，標的臓器：肝動脈，造影効果持続時間：25 秒とし，管電圧 120 kV でシミュレートとした。一方，体重群のヨード量は 600 mgI/kg とした[5, 8, 10]。64 列 CT 装置を使用して，管電圧 120 kV で非造影相，動脈相，門脈相，平衡相を撮影した。動脈相はボーラストラッキング法を使用して[34~36]，腹腔動脈レベルの腹部大動脈に関心領域を設置

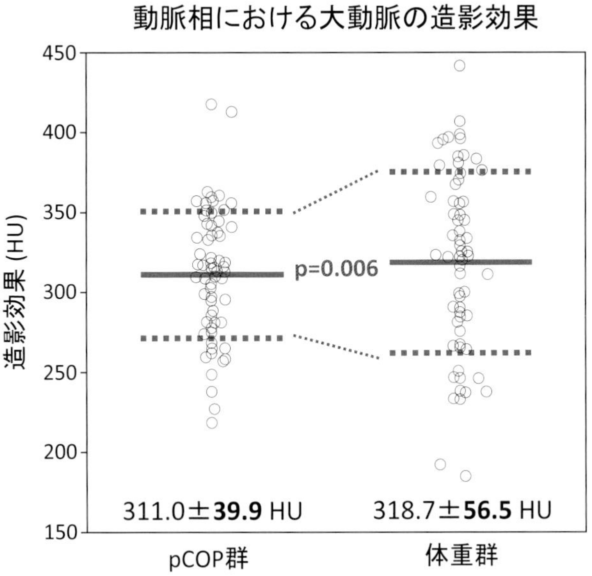

動脈相における大動脈の造影効果

p=0.006

311.0±**39.9** HU　　　318.7±**56.5** HU

pCOP群　　　　　　体重群

図 2　大動脈の造影効果を比較したドットプロット

pCOP 群の標準偏差（311.0 ± 39.9 HU）は体重群（318.7 ± 56.5 HU）より有意に小さかった（p = 0.006）。実線は平均値，破線は標準偏差を表す。

し，造影効果が 100 HU に達した 15 秒後に撮影を開始した[35, 36]。門脈相は動脈相の 20 秒後，平衡相は造影剤注入 180 秒後にそれぞれ撮影を開始した[9, 35]。

　造影効果のばらつきを調査するために，動脈相における腹腔動脈レベルの腹部大動脈の CT 値と門脈相における左右肝実質の平均 CT 値を計測した。なお，本研究における造影効果は，各造影相の CT 値から非造影相の CT 値を差分した値と定義した。主要評価項目は，動脈相における大動脈の造影効果と門脈相における肝実質の造影効果の標準偏差とし，F 検定で比較した。また，動脈相および門脈相における同等性マージンをそれぞれ 50 HU および 10 HU とし[10]，群間の造影効果に関して同等性試験を行った[51]。副次的評価項目は，動脈相における診断的に許容できる造影効果[5]（250 HU 以上 350 HU 未満）の患者数とし，χ 二乗検定で比較した。

　結果として，患者背景は年齢，性別，身長，体重，BMI，心拍出量および肝機能などすべての項目において二群間に有意差を認めなかった（p > 0.05）。ヨード量は pCOP 群で有意に少なかった（544.9 対 600.0 mgI/kg，p < 0.001）。動脈相における大動脈の平均造影効果および標準偏差は，pCOP 群 311.0 ± 39.9 HU，体重群 318.7 ± 56.5 HU であり，所定の同等性マージンの範囲内であった（群間の差の 95% 信頼区間：－ 24.7〜9.2 HU）。標準偏差は pCOP 群で有意に小さかった（p = 0.006）（**図 2**）。一方，門脈相における肝実質の平均造影効果および標準偏差は，pCOP 群 59.0 ± 11.5 HU，体重群 58.6 ± 11.8 HU であり，所定の同等性マージンの範囲内であった（群間の差の 95% 信頼区間：－ 3.6〜4.5 HU）。よって，両群の大動脈と肝実質の造影効果は同等と見なすことが

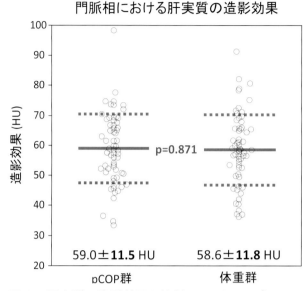

図 3　肝実質の造影効果を比較したドットプロット

両群の標準偏差は統計学的に有意ではなかった（pCOP 群 59.0 ± 11.5 HU，体重群 58.6 ± 11.8 HU，p = 0.871）。実線は平均値，破線は標準偏差を表す。

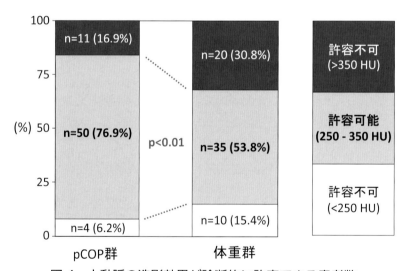

図 4　大動脈の造影効果が診断的に許容できる患者数

造影効果が許容可能であった患者数は pCOP 群で有意に多かった（50/65 対 35/65，p<0.01）。

できた。しかし，肝実質の標準偏差は二群間に有意差を認めなかった（p = 0.871）（**図 3**）。許容可能な大動脈の造影効果の患者数は，pCOP 群と体重群でそれぞれ 50/65（76.9%）対 35/65（53.8%）であり，pCOP 群で有意に多かった（p < 0.01）（**図 4**）。

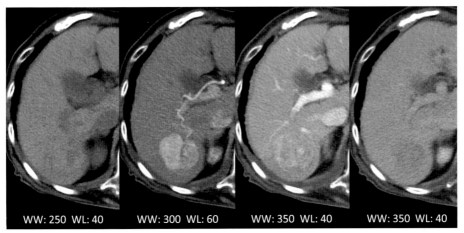

WW: 250 WL: 40	WW: 300 WL: 60	WW: 350 WL: 40	WW: 350 WL: 40
非造影相	動脈相	門脈相	平衡相

図5　pCOP プロトコルで古典的肝細胞癌を検出した一例

　患者 A，80 歳台女性，身長 148 cm，体重 40 kg，心拍出量 2.2 L/min であり，pCOP が算出したヨード量は 581 mgI/kg であった。30 秒注入した結果，診断に必要な造影効果（大動脈 312 HU，肝実質 50 HU）をそれぞれ達成した上で，S7 から S6 にかけて 4.5 cm 大の古典的肝細胞癌が検出された。

　この研究から四点の知見を得た。一点目として，pCOP プロトコルは標準プロトコルより，安定した大動脈の造影効果をもたらした。これは pCOP が特に患者因子と造影剤因子を制御した結果と考えられる。一方，肝実質の造影効果のばらつきは群間差を認めなかった。これはおそらく，肝実質の造影効果の個人差はもともと大動脈の造影効果より小さいためであろう。実際のばらつきは，いずれの群も 11 HU 程度であり，診断に支障をきたすレベルではない。**図5** に pCOP プロトコルで肝細胞癌を検出した一例を提示する。二点目として，肝ダイナミック CT で安定した造影効果を得るには，現在，体重または除脂肪体重に基づいてヨード量を決定するのが合理的と考えられている[7, 8, 13, 14, 16~20]。しかし，pCOP は体重指標より有意に大動脈の造影効果を安定化させた。よって，pCOP は造影効果を安定化させるための有用なオプションと考えられる。三点目として，pCOP 群のヨード量は体重群より有意に少なかったが，造影効果は同等と見なせた。また，大動脈の造影効果が許容できないほど高かった（350 HU 以上）患者数は pCOP 群で有意に少なかった。これは pCOP プロトコルが造影剤の過剰投与を回避している可能性を示唆する。よって，pCOP は特に肥満患者に有用と考えられる（**図6**）。四点目として，pCOP 群の平均ヨード量は体重群より有意に少なかった。しかし，ヨード量の範囲は 407~769 mgI/kg であり，一部の pCOP 群患者は体重群よりヨード量が多かった。したがって，pCOP は全体的にヨード量を減らすのではなく，個々の患者に適したヨード量を決定するためのソフトウェアと考えるのが妥当であろう。

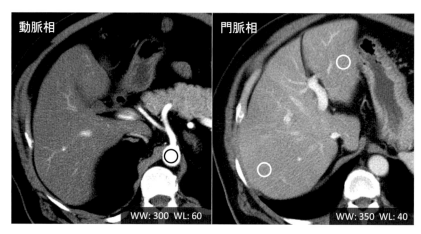

大動脈の造影効果：318 HU　　肝実質の造影効果：53 HU

図 6　肥満患者に対し pCOP プロトコルを適応した一例

　患者 B，50 歳台男性，身長 154 cm，体重 79 kg，BMI 33.3 と肥満体型であった。心拍出量は 3.1 L/min と平均的な値を示したが，pCOP は投与ヨード量 407 mgI/kg を算出した。標準（600 mgI/kg）と比較して，約 3 割少ないヨード量で最適な造影効果（大動脈 318 HU，肝実質 53 HU）が達成された。

参考文献

1) Haider MA, Amitai MM, Rappaport DC, et al. Multi-detector row helical CT in preoperative assessment of small (< or = 1.5 cm) liver metastases: is thinner collimation better? Radiology. 2002;225(1):137-142.

2) Hwang GJ, Kim MJ, Yoo HS, et al. Nodular hepatocellular carcinomas: detection with arterial-, portal-, and delayed-phase images at spiral CT. Radiology. 1997;202 (2):383-388.

3) Sangiovanni A, Manini MA, Iavarone M, et al. The diagnostic and economic impact of contrast imaging techniques in the diagnosis of small hepatocellular carcinoma in cirrhosis. Gut. 2010;59(5):638-644.

4) Foley WD, Mallisee TA, Hohenwalter MD, et al. Multiphase hepatic CT with a multirow detector CT scanner. AJR Am J Roentgenol. 2000;175(3):679-685.

5) Yanaga Y, Awai K, Nakayama Y, et al. Optimal dose and injection duration (injection rate) of contrast material for depiction of hypervascular hepatocellular carcinomas by multidetector CT. Radiat Med. 2007;25(6):278-288.

6) Soyer P, Poccard M, Boudiaf M, et al. Detection of hypovascular hepatic metastases at triple-phase helical CT: sensitivity of phases and comparison with surgical and histopathologic findings. Radiology. 2004;231(2):413-420.

7) Heiken JP, Brink JA, McClennan BL, et al. Dynamic incremental CT: effect of

volume and concentration of contrast material and patient weight on hepatic enhancement. Radiology. 1995;195(2):353-357.

8) Yamashita Y, Komohara Y, Takahashi M, et al. Abdominal helical CT: evaluation of optimal doses of intravenous contrast material--a prospective randomized study. Radiology. 2000;216(3):718-723.

9) Foley WD. Dynamic hepatic CT. Radiology. 1989;170(3 Pt 1):617-622.

10) Yanaga Y, Awai K, Nakaura T, et al. Optimal contrast dose for depiction of hypervascular hepatocellular carcinoma at dynamic CT using 64-MDCT. AJR Am J Roentgenol. 2008;190(4):1003-1009.

11) Bae KT. Intravenous contrast medium administration and scan timing at CT: considerations and approaches. Radiology. 2010;256(1):32-61.

12) Bae KT, Seeck BA, Hildebolt CF, et al. Contrast enhancement in cardiovascular MDCT: effect of body weight, height, body surface area, body mass index, and obesity. AJR Am J Roentgenol. 2008;190(3):777-784.

13) Bae KT, Heiken JP, Brink JA. Aortic and hepatic contrast medium enhancement at CT. Part I. Prediction with a computer model. Radiology. 1998;207(3):647-655.

14) Yanaga Y, Awai K, Nakayama Y, et al. Pancreas: patient body weight tailored contrast material injection protocol versus fixed dose protocol at dynamic CT. Radiology. 2007;245(2):475-482.

15) Kondo H, Kanematsu M, Goshima S, et al. Abdominal multidetector CT in patients with varying body fat percentages: estimation of optimal contrast material dose. Radiology. 2008;249(3):872-877.

16) Awai K, Kanematsu M, Kim T, et al. The Optimal body size index with which to determine iodine dose for hepatic dynamic CT: a prospective multicenter study. Radiology. 2016;278(3):773-781.

17) Matsumoto Y, Masuda T, Sato T, et al. Contrast material injection protocol with the dose determined according to lean body weight at hepatic dynamic computed tomography: comparison among patients with different body mass indices. J Comput Assist Tomogr. 2019;43(5):736-740.

18) Ho LM, Nelson RC, Delong DM. Determining contrast medium dose and rate on basis of lean body weight: does this strategy improve patient-to-patient uniformity of hepatic enhancement during multi-detector row CT? Radiology. 2007;243 (2):431-437.

19) Kondo H, Kanematsu M, Goshima S, et al. Body size indexes for optimizing iodine dose for aortic and hepatic enhancement at multidetector CT: comparison of total body weight, lean body weight, and blood volume. Radiology. 2010;254(1):163-169.

20) Kondo H, Kanematsu M, Goshima S, et al. Aortic and hepatic enhancement at multidetector CT: evaluation of optimal iodine dose determined by lean body weight. Eur J Radiol. 2011;80(3):e273-277.

21) Masuda T, Nakaura T, Funama Y, et al. Aortic and hepatic contrast enhancement during hepatic-arterial and portal venous phase computed tomography scanning:

multivariate linear regression analysis using age, sex, total body weight, height, and cardiac output. J Comput Assist Tomogr. 2017;41(2):309-314.

22) Vignaux O, Gouya H, AuGUI J, et al. Hepatofugal portal flow in advanced liver cirrhosis with spontaneous portosystemic shunts: effects on parenchymal hepatic enhancement at dual-phase helical CT. Abdom Imaging. 2002;27(5):536-540.

23) Vignaux O, Legmann P, Coste J, et al. Cirrhotic liver enhancement on dual-phase helical CT: comparison with noncirrhotic livers in 146 patients. AJR Am J Roentgenol. 1999;173(5):1193-1197.

24) Mitsuzaki K, Yamashita Y, Ogata I, et al. Multiple-phase helical CT of the liver for detecting small hepatomas in patients with liver cirrhosis: contrast-injection protocol and optimal timing. AJR Am J Roentgenol. 1996;167(3):753-757.

25) Awai K, Hiraishi K, Hori S. Effect of contrast material injection duration and rate on aortic peak time and peak enhancement at dynamic CT involving injection protocol with dose tailored to patient weight. Radiology. 2004;230(1):142-150.

26) Bae KT, Heiken JP, Brink JA. Aortic and hepatic peak enhancement at CT: effect of contrast medium injection rate--pharmacokinetic analysis and experimental porcine model. Radiology. 1998;206(2):455-464.

27) Awai K, Takada K, Onishi H, et al. Aortic and hepatic enhancement and tumor-to-liver contrast: analysis of the effect of different concentrations of contrast material at multi-detector row helical CT. Radiology. 2002;224(3):757-763.

28) Awai K, Inoue M, Yagyu Y, et al. Moderate versus high concentration of contrast material for aortic and hepatic enhancement and tumor-to-liver contrast at multi-detector row CT. Radiology. 2004;233(3):682-688.

29) Yagyu Y, Awai K, Inoue M, et al. MDCT of hypervascular hepatocellular carcinomas: a prospective study using contrast materials with different iodine concentrations. AJR Am J Roentgenol. 2005;184(5):1535-1540.

30) Sultana S, Morishita S, Awai K, et al. Evaluation of hypervascular hepatocellular carcinoma in cirrhotic liver by means of helical CT: comparison of different contrast medium concentrations within the same patient. Radiat Med. 2003;21(6):239-245.

31) Tsurusaki M, Sugimoto K, Fujii M, et al. Multi-detector row helical CT of the liver: quantitative assessment of iodine concentration of intravenous contrast material on multiphasic CT--a prospective randomized study. Radiat Med. 2004;22(4):239-245.

32) Fleischmann D. Use of high-concentration contrast media in multiple-detector-row CT: principles and rationale. Eur Radiol. 2003;13 Suppl 5:M14-20.

33) Matoba M, Kitadate M, Kondou T, et al. Depiction of hypervascular hepatocellular carcinoma with 64-MDCT: comparison of moderate- and high-concentration contrast material with and without saline flush. AJR Am J Roentgenol. 2009;193(3):738-744.

34) Bae KT. Peak contrast enhancement in CT and MR angiography: when does it occur and why? Pharmacokinetic study in a porcine model. Radiology. 2003;227

(3):809-816.

35) Goshima S, Kanematsu M, Kondo H, et al. MDCT of the liver and hypervascular hepatocellular carcinomas: optimizing scan delays for bolus-tracking techniques of hepatic arterial and portal venous phases. AJR Am J Roentgenol. 2006;187 (1):W25-32.

36) Sultana S, Awai K, Nakayama Y, et al. Hypervascular hepatocellular carcinomas: bolus tracking with a 40-detector CT scanner to time arterial phase imaging. Radiology. 2007;243(1):140-147.

37) Kim T, Murakami T, Hori M, et al. Small hypervascular hepatocellular carcinoma revealed by double arterial phase CT performed with single breath-hold scanning and automatic bolus tracking. AJR Am J Roentgenol. 2002;178(4):899-904.

38) Sandstede JJ, Tschammler A, Beer M, et al. Optimization of automatic bolus tracking for timing of the arterial phase of helical liver CT. Eur Radiol. 2001;11 (8):1396-1400.

39) Bae KT, Heiken JP, Brink JA. Aortic and hepatic contrast medium enhancement at CT. Part II. Effect of reduced cardiac output in a porcine model. Radiology. 1998;207(3):657-662.

40) Bae KT, Tran HQ, Heiken JP. Multiphasic injection method for uniform prolonged vascular enhancement at CT angiography: pharmacokinetic analysis and experimental porcine model. Radiology. 2000;216(3):872-880.

41) Fleischmann D, Hittmair K. Mathematical analysis of arterial enhancement and optimization of bolus geometry for CT angiography using the discrete fourier transform. J Comput Assist Tomogr. 1999;23(3):474-484.

42) Fleischmann D, Rubin GD, Bankier AA, et al. Improved uniformity of aortic enhancement with customized contrast medium injection protocols at CT angiography. Radiology. 2000;214(2):363-371.

43) Kirchner J, Kickuth R, Laufer U, et al. Optimized enhancement in helical CT: experiences with a real-time bolus tracking system in 628 patients. Clin Radiol. 2000;55(5):368-373.

44) Kanematsu M, Goshima S, Kondo H, et al. How should we optimize bolus tracking with multidetector CT of the abdomen? Radiology. 2008;246(2):643; author reply 643-644.

45) Kitamura T, Ichikawa T, Erturk SM, et al. Detection of hypervascular hepatocellular carcinoma with multidetector-row CT: single arterial-phase imaging with computer-assisted automatic bolus-tracking technique compared with double arterial-phase imaging. J Comput Assist Tomogr. 2008;32(5):724-729.

46) Itoh S, Ikeda M, Achiwa M, et al. Late-arterial and portal-venous phase imaging of the liver with a multislice CT scanner in patients without circulatory disturbances: automatic bolus tracking or empirical scan delay? Eur Radiol. 2004;14(9):1665-1673.

47) Nakaura T, Nakamura S, Maruyama N, et al. Low contrast agent and radiation dose protocol for hepatic dynamic CT of thin adults at 256-detector row CT: effect

of low tube voltage and hybrid iterative reconstruction algorithm on image quality. Radiology. 2012;264(2):445-454.

48) Matsumoto Y, Higaki T, Arataki K, et al. Individual optimization of contrast media injection protocol at hepatic dynamic computed tomography using patient-specific contrast enhancement optimizer. J Comput Assist Tomogr. 2020;44(2):230-235.

49) Blohm ME, Obrecht D, Hartwich J, et al. Impedance cardiography (electrical velocimetry) and transthoracic echocardiography for non-invasive cardiac output monitoring in pediatric intensive care patients: a prospective single-center observational study. Crit Care. 2014;18(6):603.

50) Hsu KH, Wu TW, Wang YC, et al. Hemodynamic reference for neonates of different age and weight: a pilot study with electrical cardiometry. J Perinatol. 2016;36(6):481-485.

51) Piaggio G, Elbourne DR, Pocock SJ, et al. Reporting of noninferiority and equivalence randomized trials: extension of the CONSORT 2010 statement. JAMA. 2012;308(24):2594-2604.

5章 非侵襲的心血管モニターの有無による造影

坂本　和翔／最所　誉 （福岡山王病院　診療技術部放射線室）

1　はじめに

　pCOP は，個々の患者において身長・体重・心拍出量から目的臓器・血管の造影効果を予想し，目標 CT 値に必要な造影剤のヨード量および注入時間，注入速度を算出するソフトウェアである[1,2]。pCOP には心拍出量推定式がソフト内に組み込まれており，身長・体重を入力することにより心拍出量を推定値として出力することができる。pCOP は，この心拍出量の推定値，あるいは非侵襲的心血管モニターにより測定された実測値より，患者固有の生理学的薬物動態モデルを生成し血管や臓器における造影効果を予測する。

　冠動脈 CT アンジオグラフィ（CT angiography: CTA）では，高心拍数の患者に対しては，心拍数を減少させるために β 遮断薬の使用が推奨されている[3,4]。しかしながら，β 遮断薬は，心拍出量の減少や血圧の低下などの薬理作用もあり，これらにより CTA における造影効果に影響を生じる可能性がある[5]。このため，β 遮断薬を使用する冠動脈 CTA ではリアルタイムな心拍出量の測定が理想であるが，非侵襲的心血管モニターを有する CT 室は多くないのが現状であろう。

　以上の背景から我々は，pCOP を使用した冠動脈 CTA において，身長・体重より推算した心拍出量値と非侵襲的心血管モニターにより実測した心拍出量値で，臨床において同等な造影効果が得られるかを検討した（**図1**）。

2　非侵襲的心血管モニターの有無による造影効果の比較

　我々の施設では，冠動脈 CTA を実施する患者を，心拍出量推定値群および心拍出量実

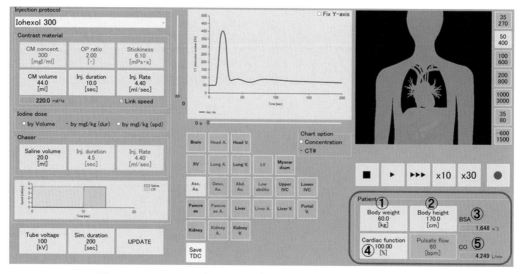

図1　pCOP の入力画面（バージョンによって変更あり）

　①および②に患者の身長および体重を入力すると③に自動的に BSA が算出される。非侵襲的心血管モニターから取得される CO 値を⑤に入力することで得られる④ Cardiac function（心機能係数）と目的臓器・血管の目標 CT 値に合わせた造影剤注入条件が pCOP より算出される。本研究では④心機能係数が 100％ の時の⑤ CO 値を推定 CO 値として検討を行った。

測値群の 2 群に無作為化し，冠動脈 CTA の造影効果が 2 群間で同等性があるかを評価するために，群間の平均 CT 値に対して同等性試験を行った。

2-1　対象

　2019 年 8 月から 2021 年 1 月の間に，冠動脈評価を目的として，冠動脈 CTA を施行し，β 遮断薬を使用した被験者 220 名（男性 118 名，女性 102 名）を対象とした。対象は無作為に心拍出量推定値群および心拍出量実測値群の 2 群に分類した。本研究は当施設の倫理委員会で承認され，すべての被検者においてインフォームドコンセントを行い，本研究における同意の署名を得た。

2-1-1　使用機器

　CT 装置：Aquilion ONE ViSION（キヤノンメディカルシステムズ株式会社），造影剤自動注入器：Dual Shot GX7（株式会社根本杏林堂），非侵襲的心血管モニター：エスクロンミニ（Osypka Medical）

2-1-2　造影剤の投与法

　本研究の造影法には希釈 TBT 法を採用した[6]。被検者の造影剤注入ルートは 20 G の留

置針を使用し，穿刺部位を右腕正中付近の尺側皮静脈とした。希釈 TBT 法の test bolus は，造影剤と生理食塩水の同時注入による希釈造影剤（造影剤を 30%，生理食塩水を 70%）を main bolus の注入と同等の注入速度（mL/s）・注入時間（s）・容量（mL）で注入，その後生理食塩水による後押しを同注入速度で 5 秒間行った。Main bolus の造影剤使用量は，心拍出量推定値または心拍出量実測値において pCOP より算出された注入速度 (mL/s) 及び注入時間 (s) より設定し，その後生理食塩水による後押しを同注入速度で 5 秒間行った。

2-1-3　冠動脈 CTA の撮影法および再構成法

　Test scan の撮影条件は，X 線管電圧 120 kV，X 線管電流 50 mA，ガントリ回転速度 0.275 s/rot，撮影モードを RealPrep，C-FOV 240 mm で施行し，造影剤注入より 10 秒後に撮影休止時間を 0.5 秒間隔で行い TEC を取得した。本 scan の撮影条件は X 線管電圧 120 kV，X 線管電流は automatic exposure control（AEC）に Volume EC を用い，画像 SD 値 20.0（画像再構成厚 0.5 mm，再構成関数 FC04）に設定，撮影モードを心電図同期撮影法と Volume Scan（0.5 mm，320 DAS）を併用し，prospective CTA モード，C-FOV 240 mm，ガントリ回転速度は 0.275 s/rot 固定で撮影，画像再構成に逐次近似再構（FIRST, Cardiac Sharp, Strong）を使用した。

2-1-4　解析項目

　同等性マージンは 50 HU [6] とした。また，冠動脈 CTA における診断的に許容できる CT 値を 350～500 HU [7, 8] と設定し，その割合を χ 二乗検定で比較した。

2-2　結果

　患者背景は年齢，性別，身長，体重，body mass index で群間に有意差は見られなかったが，心拍出量は推定値群が実測値群と比較して有意に高い結果であった（4.24 L/min vs. 3.80 L/min，$p < 0.01$）（**表1**，**図2**）。上行大動脈の CT 値は推定値群および実測値群でそれぞれ，438.3 ± 54.1 HU vs. 424.9 ± 54.1 HU（**図3**）であり，所定の同等性マージンの範囲内であった（群間の差の 95% 信頼区間：− 2.7～29.5 HU）（**図4**）。許容 CT 値の割合においては，推定値群が実測値群と比較して有意に低い結果であった（81.4% vs. 93.3%，$p < 0.01$）（**図5**）。

2.3　考察

　心拍出量は β 遮断薬の使用前において，pCOP による推定値群と非侵襲的心血管モニターによる実測値群に有意差がみられなかった。一方で β 遮断薬の使用後は両群間に有意

表1　推定値群および実測値群における性別，年齢，身長，体重，Body mass index，Cardiac output の比較

	推定値群	実測値群	p
被検者数	86	134	
性別（男／女）	42/44	76/58	0.27
年齢, y	64.5(32〜88)	63.3(21〜88)	0.5
身長, cm	162.4(143.0〜180.0)	163.0(137.0〜180.0)	0.65
体重, kg	62.8(37.0〜90.0)	63.5(38.0〜92.0)	0.71
Body mass index, kg/m²	23.6(16.5〜32.1)	23.8(14.7〜31.6)	0.71
Cardiac output, L/min	4.24(3.05〜5.27)	4.20(2.30〜6.30) β blocker− 3.80(2.30〜5.50) β locker+	0.68 <0.01

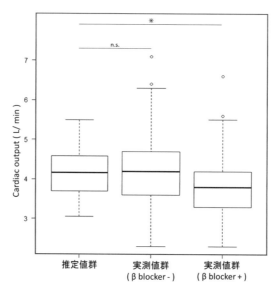

図2　推定値群および実測値群（β blocker −），実測値群（β blocker ＋）における心拍出量の比較

推定値群と β blocker を使用する前の実測値における Cardiac output の平均値には有意差はなかったが，β blocker 使用後では有意に低い結果であった。

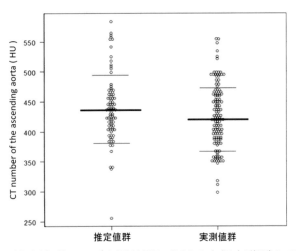

図 3　推定値群および実測値群における上行大動脈の CT 値

　ドットプロットは推定値群（438.3 ± 54.1 HU）および実測値群（424.9 ± 52.7 HU）における上行大動脈の CT 値を示している。濃い実線は平均値，薄い実線は標準偏差を表している。

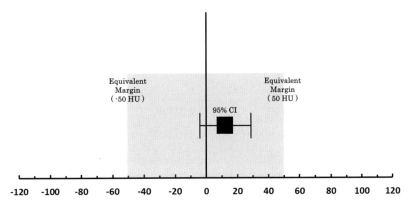

図 4　推定値群および実測値群の上行大動脈における平均 CT 値の同等性試験

　同等性マージンを 50 HU とした場合に所定のマージン内であった。

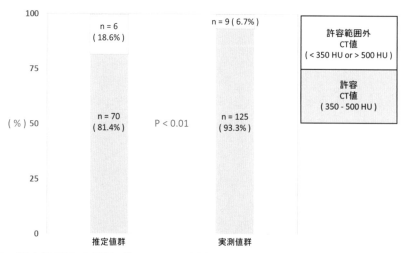

図5　推定値群と実測値群における診断に許容できる CT を示す患者数の比較

診断に許容できる CT 値の割合は推定値群（81.4％）が実測群（93.3％）より有意に低かった
（p<0.01）。

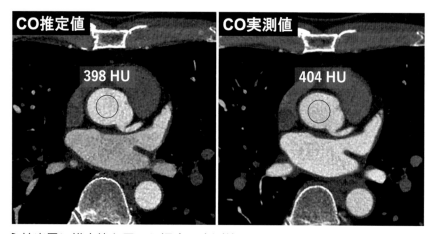

図6　心拍出量に推定値を用いた場合と実測値を用いた場合の冠動脈 CTA 画像の比較
同等の造影効果が得られている。

差があり，その平均の差は 0.44 L/min であった。これは pCOP による推定値が身長およ
び体重から算出されるものであり，β遮断薬による心拍出量の変化を補正できないためで
ある。この補正できない心拍出量の差は pCOP から算出される造影剤のヨード量および注
入時間，注入速度に影響を与える。しかし，本研究において両群における上行大動脈の
CT 値の平均で同等性試験を行った結果は，両群の CT 値は臨床上同等であった。一方，
許容 CT 値を達成した患者数に関しては，推定値群が少ない結果であった。これは推定値

群ではリアルタイムな心拍出量の変化を補正できないため，許容 CT 値の範囲内に収まる患者数が少なくなったものと推測される。

　以上より，諸事情で非侵襲的心血管モニターを使用できない場合においても，pCOP により，非侵襲的心血管モニターを使用した場合と同等な造影効果をある程度取得可能であると考える（**図6**）。しかし，β 遮断薬による心拍出量の大きな変化や心拍出量が標準とは大きく異なる疾患（心不全や弁疾患など）を有する場合などは，身長および体重より算出される心拍出量の推定値では補正できないため注意が必要である。

参考文献

1）Matsumoto Y, Higaki T, Masuda T. Minimizing individual variations in arterial enhancement on coronary CT angiographs using "contrast enhancement optimizer": a prospective randomized single-center study. Eur Radiol. 2019;29(6):2998-3005.

2）Higaki T, Nakaura T, Kidoh M. Effect of contrast material injection duration on arterial enhancement at CT in patients with various cardiac indices: Analysis using computer simulation. PLOS ONE. 2018;13(2):e0191347

3）Budoff MJ, Achenbach S, Blumenthal RS. Assessment of coronary artery disease by cardiac computed tomography: a scientific statement from the American Heart Association Committee on Cardiovascular Imaging and Intervention, Council on Cardiovascular Radiology and Intervention, and Committee on Cardiac Imaging, Council on Clinical Cardiology. Circulation. 2006;114(16):1761-1791.

4）Hirano M, Yamashina A, Hara K. A multicenter, open-label study of an intravenous short-acting β 1-adrenergic receptor antagonist landiolol hydrochloride for coronary computed tomography angiography by 16-slice multi-detector computed tomography in Japanese patients with suspected ischemic cardiac disease. Drugs. 2014;14(3):185-194.

5）Simpson, F. O. beta-adrenergic receptor blocking drugs in hypertension. Drugs. 1974;7:85-105.

6）坂本　和翔，舛田　隆則，最所　誉．冠動脈 CT 血管造影における希釈 test injection 法と test bolus tracking 法を併用した造影剤注入法の有用性．日放技会誌。2020;76(9):911-917.

7）Fei X, Du X, Yang Q. 64-MDCT coronary angiography: phantom study of effects of vascular attenuation on detection of coronary stenosis. AJR Am J Roentgenol. 2008;191(1):43-49

8）Cademartiri F, Mollet NR, Lemos PA. Higher intracoronary attenuation improves diagnostic accuracy in MDCT coronary angiography. AJR Am J Roentgenol. 2006;187(4):W430-433.

坂本　和翔／最所　誉

コラム2　希釈 TBT 法

　希釈 Test bolus tracking（TBT）法は，TBT 法の test bolus に main bolus と同じ注入量・注入速度・注入時間の希釈造影剤を使用した造影法である。このような同一条件の原液造影剤と希釈造影剤は理論上同じ体内循環となるため，従来の test bolus 後に行うタイミングの補正が不要になる。そのため希釈 TBT 法は test bolus で正確な main bolus のピーク到達時間を取得可能となり，従来の TBT 法と比較して安定したピーク撮影が期待できる。

造影剤の設定方法

　根本杏林堂の造影剤自動注入器で当施設を例に説明する。**図 1** の左半分が test bolus で，右半分が main bolus である。両者はインターバル時間 15 秒で分離している。test bolus は main bolus の 3:7（造影剤：生理食塩水）で希釈されるように設定し，それ以外の注入量・注入速度・注入時間は main bolus と同じになるように設定する。

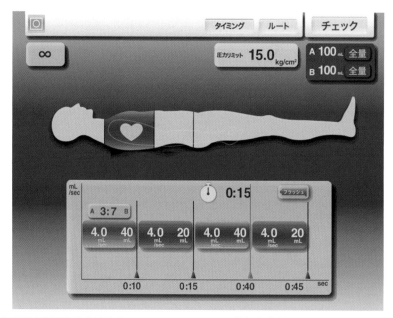

図 1　CT 用造影剤注入装置 DUAL SHOT GX7（株式会社　根本杏林堂）の入力画面

撮影のポイント

　リアルタイムのモニタリングで test bolus の TEC のピークをトリガーとして遅延時間後に本 scan を行う。Test bolus と main bolus の peak to peak 時間は理論上，本 scan 用造影剤を注入するまでに要した時間となるので，【test bolus の注入時間】＋【生食フラッシュ時間】＋【インターバル時間】と容易に求めることが可能である。この peak to peak 時間を本 scan の遅延時間に設定しますが，CT 装置によっては機械的な遅延時間が発生する場合があるので，各種 CT 装置の特徴を理解した上で peak to peak 時間後に本 scan ができるような設定を組むことが必要である（**図 2**）。

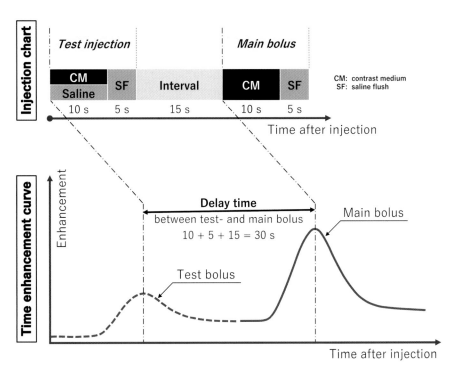

図 2　希釈 TBT 法の概要

英文索引

和文索引

CT における造影シミュレーション

<ruby>ピーコップ</ruby>
pCOP の基礎と臨床応用 　　価格はカバーに
　　　　　　　　　　　　　　　　　　　　表示してあります

2022 年 6 月 25 日　　第一版 第 1 刷 発行

編　集　　粟井 和夫 ／ 檜垣　徹 ©
発行人　　古屋敷　桂子
発行所　　株式会社 医療科学社
　　　　　〒 113-0033　東京都文京区本郷 3 − 11 − 9
　　　　　TEL 03（3818）9821　　FAX 03（3818）9371
　　　　　ホームページ　http://www.iryokagaku.co.jp
　　　　　郵便振替　00170-7-656570

ISBN978-4-86003-137-4　　　　　　　　（乱丁・落丁はお取り替えいたします）